Ute Meyerdirks-Wüthrich

Bach-Blüten für Pferde

Ute Meyerdirks-Wüthrich

Bach-Blüten für Pferde

Ausgleich für Körper und Seele

Therapie für Pferd und Reiter

Mit vielen Fallbeispielen

KOSMOS

Bildnachweis
37 Farbfotos wurden von Andreas Bock, Hamburg, erstellt. Erwin Escher, Monheim (S. 27), Institut für Bach-Blüten-Therapie, Hamburg (S. 8, 12), Ute Meyerdirks-Wüthrich, Evessen (S. 5, 19, 32, 141), Manfred Pforr, Langenpreising (S. 89), Marc Rühl, Bedburg/Erft (S. 6), Bernd Schellhammer, Großstadelhofen (S. 35), Edgar Schöpal, Düsseldorf (S. 117), Sabine Stuewer, Darmstadt (S. 17, 121, 129, 153), Carola Toischel, Wiesbaden (S. 127).

Umschlaggestaltung von eStudio Calamar unter Verwendung von Farbfotos von Sabine Stuewer, Darmstadt (großes Motiv) und Andreas Bock, Hamburg (kleine Motive).

Mit 53 Farbfotos.

Alle Angaben in diesem Buch erfolgen nach bestem Wissen und Gewissen. Sie entbinden den Pferdehalter nicht von der Eigenverantwortung für sein Tier und können insbesondere die tierärztliche Untersuchung und Behandlung nicht ersetzen.

3. Auflage, 2008

ISBN 978-3-440-11359-2
Redaktion: Katja Pauls
Produktion: Kirsten Raue / Claudia Kupferer
Printed in The Czech Republic / Imprimé en République Tchèque

Bach-Blütentherapie für Pferde

Die Bach-Blütentherapie

Bach-Blüten richtig anwenden

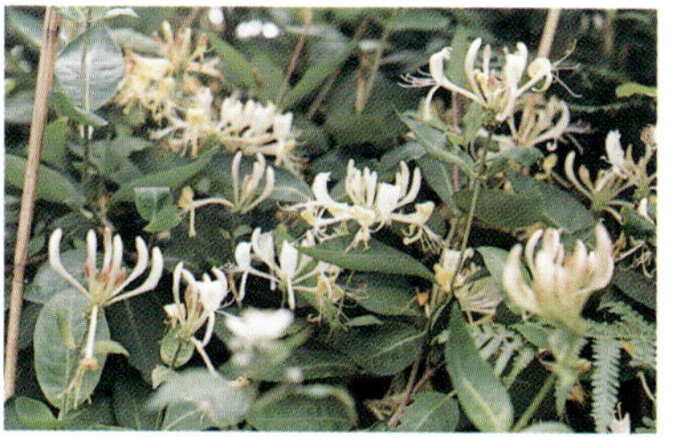

Bach-Blüten von Agrimony bis Willow

Bach-Blüten in der Praxis

Neue Blütenessenzen

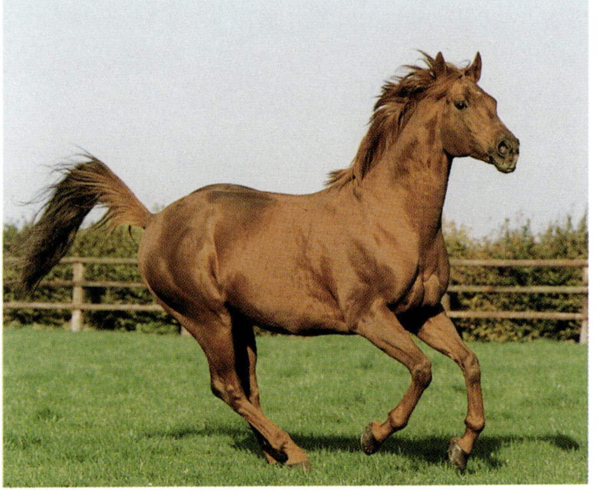

Vorwort

Es gibt kaum eine andere Tierart, die in einer derart engen Wechselbeziehung zum Menschen steht wie das Pferd. Seit alters her haben wir es uns zunutze gemacht; sei es als Reitpferd, Rennpferd, Arbeitspferd oder als Springpferd. Auch für den nach Orientierung suchenden Menschen der heutigen Zeit ist es ein idealer Partner, denn das Pferd reagiert nicht nur unmittelbar auf jede Gewichts- und Haltungsveränderung, sondern ebenso sensibel auf die psychische Wetterlage seines Reiters. Wer das Vertrauen eines Pferdes erringen will, muß vorher mit sich selbst ins reine kommen und Geduld mit beiden üben: mit dem Pferd und mit sich selbst.

Als hochspezialisiertes Lauftier ist das Pferd weit mehr als 1 PS. In freier Wildbahn lebt es im Herdenverband in einer äußerst komplexen sozialen Struktur. Es ist ein ausgesprochener »Wächter«, der sensibel auf jedes Detail seiner Umgebung achtet. Bewegung ist sein Lebenselixier; Licht, Wind und Wetter sein natürliches Element.

Und wie sieht die Wirklichkeit der heutigen Pferdehaltung aus? Ein Großteil der Pferde sind sogenannte »Freizeitpferde«, die nur in der Freizeit ihrer Besitzer betreut werden können. Für einen Großteil der Tiere bedeutet dies, daß sie 23 Stunden pro Tag auf neun Quadratmetern verbringen müssen, isoliert von ihren Artgenossen, nicht selten ohne Fenster in geschlossenen Ställen voller Staub und Schadgase. – Fachleute schätzen die Zahl der lungengeschädigten Pferde in Deutschland auf 60 %.

Die neben dem Reiten einzige Abwechslung am Tag besteht in den Fütterungszeiten – im besten Falle sind es drei. Hierzu muß man wissen, daß das Pferd nur einen kleinen Magen besitzt und daher nur kleine Portionen zu sich nehmen sollte, diese jedoch häufig. – Die Folge: In Deutschland wird ein Pferd im Durchschnitt siebeneinhalb Jahre alt, obwohl die Lebenserwartung mindestens zwanzig Jahre und mehr betragen könnte.

Edward Bach sagte: »Bevor man feststellen kann, ob ein Mensch seelisch aus dem Gleichgewicht geraten ist, muß man sich versichern, daß er weder unterkühlt ist, noch unter starkem Hunger leidet oder übermüdet ist.« Was für den Menschen

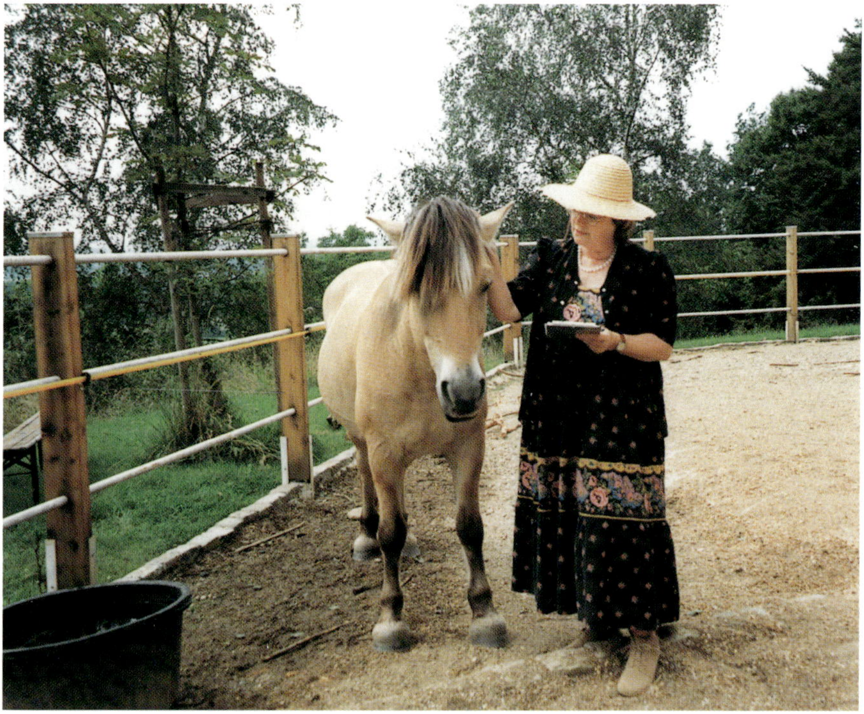

gilt, trifft auch auf das Pferd zu: Werden seine wesentlichen Grundbedürfnisse nicht erfüllt, kann auch eine Therapie mit Bach-Blüten nur von eingeschränktem Erfolg sein.

Die durch unzureichende Lebensumstände und unsachgemäßen Umgang entstehenden psychischen Störungen beim Pferd sind gravierend; so zum Beispiel das »Weben«, eine Verhaltensanomalie, bei der das Pferd stundenlang mit Hals und Kopf hin- und herpendelt. Auch das permanente Kopfschlagen gehört in diese Kategorie.

Dem Menschen oder Artgenossen gegenüber äußert sich ein seelisches Leiden des Pferdes häufig auch durch gesteigerte Aggressivität, durch extreme Schreckhaftigkeit oder Ängstlichkeit.

Diese Zustände etwa mit »Cherry Plum« oder »Rock Rose« harmonisieren zu wollen kann nur vorübergehend gelingen; erst wenn einem Pferd der ihm zustehende

Raum gewährt wird, wenn es artgerecht gehalten und liebevoll gepflegt ist, wird die Heilung von Dauer sein.
Aufgrund dieser Tatsache möchte ich in diesem Vorwort auf die Laufstall-Arbeits-Gemeinschaft LAG aufmerksam machen (Laufstall-Arbeits-Gemeinschaft LAG e.V., Hanns Ullstein jun., Ferstlstraße 15, 85445 Oberding). Die 1989 gegründete LAG hat es sich zum Ziel gesetzt, die artgerechte Pferdehaltung zu propagieren und qualitativ zu verbessern. Einige Maßnahmen: Das Pferd muß sich mindestens vier Stunden pro Tag bewegen können, um gesund zu bleiben, was durch moderne, natürliche Ställe – sogenannte Guppenlaufställe – ermöglicht wird. Diese beinhalten einen Ruheraum sowie einen stets offenen Auslauf, über den die Tiere die Tränke und den Futterplatz erreichen können. Die Stationen liegen bewußt weit voneinander entfernt, um die Pferde zum Gehen anzuregen. Von den Besitzern so artgerecht gehaltener Pferde wird nicht nur eine größere Ausgeglichenheit und Umgänglichkeit der Tiere bemerkt, in vielen Fällen lassen sich sogar »unheilbare« Krankheiten wie Weben abbauen.
Edward Bach sagte: »Es gibt zwei große, fundamentale Irrtümer. Erstens: Trennung zwischen unserer Seele und unserer Persönlichkeit. Zweitens: Grausamkeit und falsches Verhalten gegen andere, denn dies ist eine Sünde gegen die Einheit. Diese beiden Irrtümer bringen Konflikte hervor, die zu Krankheit führen.
Wichtig ist deshalb die Erkenntnis der Einheit aller Dinge; daß alles, dessen wir uns bewußt sind, in seiner unendlichen Anzahl von Formen, eine Offenbarung der Liebe ist. Und daß alles, was wir tun, zu dieser Liebe beitragen sollte.«
In diesem Sinn wünsche ich Ihnen viel Gewinn und Freude an diesem Bach-Blüten-Ratgeber für Pferde.
Hinweis: Die von Edward Bach vorgeschriebene Diagnosemethode zur Auswahl der aktuell benötigten Bach-Blüten ist das sogenannte Bach-Blüten-Gespräch. Auch kinesiologisch ertestete Bach-Blüten (siehe S. 16) für Pferde sollten deshalb abschließend mit dem Pferdehalter besprochen werden.

Mechthild Scheffer

Die Bach-Blütentherapie

Möglichkeiten und Grenzen

Die Bach-Blütentherapie ist in den letzten Jahren in Deutschland auch für Pferde ins Gespräch gekommen. In Talkshows wird über phänomenale Erfolge berichtet. Es sind zahlreiche Bücher und Artikel zum Thema Bach-Blüten erschienen.
Wieder einmal scheiden sich die Geister: Während manche die Wirksamkeit von feinstofflichen Therapien wie der Bach-Blütentherapie oder der Homöopathie schlicht nicht wahrhaben wollen, geben andere vor, alle möglichen Erkrankungen mit dieser Therapie heilen zu können. Als Apothekerin, Tierheilpraktikerin und Heilpraktikerin erlebe ich die Folgen und Auswüchse täglich. Sowohl Verunglimpfung als auch zu hohe Erwartungen an diese Therapie führen nicht weiter und helfen den Patienten und Tierhaltern nicht.
Angemessenes Vorgehen ist hier gefragt. Deshalb habe ich versucht, das verfügbare und durch meine langjährige Praxis gesicherte Wissen in diesem Buch zusammenzutragen. Ich hoffe, mit diesem Buch zu einem sinnvollen Umgang mit der Bach-Blütentherapie beitragen zu können. Ich hoffe auf einen anderen Umgang mit Krankheit und Aus-dem-Gleichgewicht-Sein.
Wir sind für unsere Pferde verantwortlich. Helfen wir ihnen und auch uns, uns zu heilen im Sinne von Heil-Sein, Im-Gleichgewicht-Sein, Ganz-Sein.

Ein Leben für die sanfte Medizin: Edward Bach

Am 24. 9. 1886 wird Edward Bach in Moseley bei Birmingham als ältestes von drei Kindern geboren. Seine Familie ist walisischen Ursprungs und betreibt eine Messinggießerei. Von 1906 bis 1913 studiert er Medizin in Birmingham und London. Nach der Approbation arbeitet Bach zunächst als Leiter der Unfallstation am

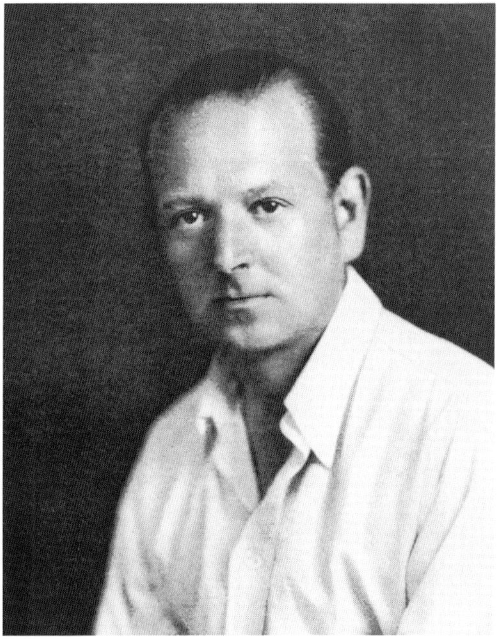

Edward Bach (1886–1936)

University College Hospital, um dann als Assistent in der bakteriologischen und immunologischen Abteilung tätig zu sein. Hier erkennt er Zusammenhänge zwischen spezifischen Bakterienstämmen im menschlichen Darm und chronischen Erkrankungen. Bach bereitet verschiedene Bakterienstämme als Impfstoffe zur Bekämpfung der Darmvergiftung auf. 1917 erleidet Bach einen gesundheitlichen Zusammenbruch. Er wird wegen eines bösartigen Milztumors operiert. Die Prognose ist niederschmetternd. Man gibt ihm noch drei Monate. Edward Bach überwindet die Krise durch die Überzeugung, noch eine Aufgabe erfüllen zu müssen. Von 1918 bis 1922 ist er am London Homoeopathic Hospital beschäftigt und vertieft sich in die Lehre Hahnemanns. 1920 eröffnet Bach ein Labor am Crescent Park und eine Praxis in der Harley Street sowie einen Beratungsraum für Mittellose am Nottingham Place. Er sucht intensiv nach pflanzlichen Alternativen zu seinen Impfstoffen, da Bach vermutet, daß viele Kranke eine Abneigung gegenüber Bakterienzubereitungen empfinden. Ab 1928 beobachtet er verstärkt die psychische Komponente beim Krankheitsgeschehen. Die Pflanzen Impatiens, Mimulus und Clematis werden homöopathisch aufbereitet und erprobt. Bach erkennt sehr schnell, daß er einen anderen Weg finden muß, um seine Pflanzen aufzubereiten. 1930 beschließt Edward Bach auf dem Höhepunkt seiner medizinischen Karriere, alles zu verkaufen, seine Familie zu verlassen und sich in der freien Natur auf die Suche nach heilkräftigen Pflanzen zu begeben. Zusammen mit seiner Assistentin Nora Weeks erfolgt die Entdeckung und Zubereitung der ersten neun Blütenmittel,

nach einer von ihm neu entwickelten Methode. Er formuliert seine Erkenntnisse in der Schrift »Heal Thyself« (Heile dich selbst), die Bach bewußt in einer leicht verständlichen Sprache schreibt. In den Wintermonaten behandelt er Patienten kostenlos mit seinen neuen Arzeneimitteln. Bach lebt in einfachen und bescheidenen Verhältnissen. Seine Möbel tischlert er selbst. 1931 schreibt Edward Bach den Aufsatz: »Ihr leidet an euch selbst.« Zitat: »Lassen Sie uns nun einmal darüber nachdenken, warum die Medizin sich radikal verändern muß. Die Wissenschaft der vergangenen zweitausend Jahre hat Krankheit als ein materielles Geschehen aufgefaßt, das sich mit Hilfe materieller Hilfsmittel unter Kontrolle bringen läßt. Diese Meinung ist natürlich grundfalsch. Die Ursachen organischer Erkrankungen – wie wir sie alle kennen – liegen nämlich viel tiefer. Denn Krankheit hat ihren Ursprung nicht so sehr auf der physischen, sondern vielmehr auf der Ebene des Gemüts. Sie läßt sich ausschließlich auf einen Konflikt zwischen unserem spirituellen und unserem sterblichen Selbst zurückführen. Solange diese beiden Ebenen harmonieren, sind wir bei bester Gesundheit. Sobald jedoch in diesem Bereich Mißklänge vorherrschen, werden wir von einer sogenannten Krankheit heimgesucht.
Krankheiten haben einzig und allein eine ›korrigierende‹ Funktion; sie sind weder rachsüchtig noch grausam, sondern lediglich Warnzeichen unserer Seele, die uns auf Fehler aufmerksam machen sollen. Ferner sollen sie uns daran hindern, uns weiterhin Schaden zuzufügen, und uns auf jenen Pfad der Wahrheit und des Lichts zurückführen, den wir eigentlich niemals hätten verlassen dürfen.«
Über die Blütenessenzen schreibt er im selben Aufsatz: »Die Wirkung dieser Heilmittel besteht darin, daß sie unsere Schwingungsrate erhöhen und uns innerlich für die Wahrnehmung unseres spirituellen Selbst öffnen, daß sie uns außerdem ganz mit jener Kraft erfüllen, deren wir am dringendsten bedürfen, und uns von jener Fehlhaltung reinigen, die die Ursache unseres Leidens ist. Wie schöne Musik oder andere wundervolle Erfahrungen verfügen sie über die Fähigkeit, uns innerlich zu erheben und uns mit unserer Seele in Kontakt zu bringen. Und indem sie derart auf uns wirken, schenken sie uns Frieden und befreien uns von unseren Leiden. Sie erzielen ihre Heilwirkung nicht, indem sie die Krankheit attackieren, sondern indem sie unseren Körper mit den wundervollen Schwingungen unseres höheren Selbst überfluten, vor denen die Krankheit dahinschmilzt wie Schnee in

der Sonne. Und schließlich verändern sie die Einstellung des Patienten gegenüber Krankheit und Gesundheit von Grund auf.«
In den letzten sechs Jahren seines Lebens findet Bach auf sensitivem Weg 38 heilende Blütenessenzen. So wie J. S. Bach eine Begabung für die Musik hatte, war Edward Bach begabt darin, Pflanzenenergien zu erspüren. Er läßt sich in Mount Vernon, Sotwell, im Themsetal nieder. Das Haus ist zu besichtigen, und es lohnt sich wirklich, die letzte Wirkungsstätte Bachs aufzusuchen.
Edward Bach ist 1936 50 Jahre alt und davon überzeugt, daß er sein Werk vollendet hat. Am 27. 11. 1936 verstirbt Bach im Schlaf. Im Bach Centre wird seine geniale Arbeit noch heute von Verwaltern und Kuratoren fortgeführt. Bleibt mir noch mit Bach zu sagen: »Laßt Euch nicht durch die Einfachheit dieser Methode von ihrem Gebrauch abhalten.«

Die Geschichte von den Reisenden

Es war einmal – denn so fängt es immer an: Es waren einmal – sechzehn Reisende, die sich aufmachten, ihren Weg durch den Wald zu beschreiten. Zunächst ging alles gut, aber nachdem sie eine gewisse Strecke hinter sich gebracht hatten, fing einer von ihnen an – es war Odermennig –, sich Sorgen zu machen, ob man sich auf dem richtigen Wege befinde. Am Spätnachmittag, als man immer weiter in die Schatten des Waldes eingedrungen war, begann ein anderer, die Gauklerblume, sich zu fürchten, daß man vom Wege abgekommen sei. Als die Sonne dann unterging und die Schatten des Waldes sich vertieften und die Geräusche und Laute der Nacht hörbar wurden, erschrak das Sonnenröschen darüber, und sein Schrecken steigerte sich zu hellem Entsetzen. Als inmitten der Nacht alles in Schwärze getaucht war, verlor der Stechginster alle Hoffnung und meinte: »Ich kann nicht weitergehen. Geht ihr voran, ich werde hier bleiben, wie ich bin, bis der Tod mich von meinem Leiden erlöst.«
Eiche jedoch sprach, obwohl sie das Gefühl hatte, alles sei verloren und sie würden das Licht des Tages nie wieder erblicken: »Ich werde bis zum Schluß weiterkämpfen«, und machte sich wildentschlossen daran.
Der Einjährige Knäuel hatte etwas Hoffnung, aber von Zeit zu Zeit litt er so unter

Unsicherheit und Unentschlossenheit, daß er erst den einen Weg gehen, dann aber schon im nächsten Augenblick einen anderen beschreiten wollte. Die Waldrebe stapfte ruhig und geduldig voran und kümmerte sich nicht im geringsten, ob sie am Ende in den erlösenden Todesschlaf sinken oder aus dem dichten Wald finden würde. Der Enzian heiterte die Gesellschaft von Zeit zu Zeit auf, dann aber wieder verfiel auch er in Verzweiflung und verzagte.

Andere der Reisenden hatten nie Angst, nicht durchzukommen, und wünschten auf ihre Weise so sehr, ihren Gefährten helfen zu können.

Das Heidekraut war sich ganz sicher, den Weg zu wissen, und wollte, daß alle anderen ihm folgten. Die Wegwarte machte sich keine Gedanken um den Ausgang am Ende, war aber eifrig besorgt, ob ihre Gefährten fußkrank oder müde wären und ob sie genug zu essen hätten. Die Bleiwurz traute ihrem eigenen Urteil nicht viel zu und wollte jeden Weg ausprobieren, um sicherzustellen, daß sie nicht in die Irre gingen, und das kleine, sanfte Tausendgüldenkraut wollte ihnen so die Bürde erleichtern, daß es bereit war, jedermanns Gepäck zu tragen. Zum Pech für das kleine Tausendgüldenkraut schleppte es jedoch meist die Last jener, die selbst am besten in der Lage waren, ihr Reisegepäck zu tragen, weil sie am lautesten lamentierten.

Quellwasser war Feuer und Flamme, wo es ums Helfen ging, bedrückte die Reisegesellschaft aber etwas, weil es ständig kritisierte, was man falsch machte, und immer alles genau und besser wußte. Eisenkraut sollte den Weg auch gut genug gekannt haben, aber obwohl es etwas verwirrt war, hielt es lange Reden über den einzigen Weg, der aus dem Wald führen sollte. Auch Springkraut kannte den Heimweg gut und so genau, daß es immer ungeduldiger wurde mit jenen, die etwas langsamer waren. Die Sumpfwasserfeder war den Weg früher schon einmal gegangen und wußte die genaue Richtung, war aber etwas stolz und hochmütig, weil andere das nicht verstanden. Sie hielt die anderen für etwas minderbemittelt.

Am Ende gelangten sie alle durch den Wald.

Nun gehen sie als Führer für andere Reisende, die den Weg noch nicht kennen, und weil sie wissen, wie man durch den Wald gelangt; und weil sie wissen, daß das Dunkel im Wald nur die Schatten der Nacht sind, gelten sie als furchtlos, und jeder der Sechzehn lehrt die Lektion und gibt ein Beispiel auf seine Art. Odermennig schlendert sorglos dahin und scherzt über alles.

Gauklerblume kennt keine Furcht mehr; Sonnenröschen ist selbst im tiefsten Dunkel ein Vorbild von ruhigem, gelassenem Mut. Stechginster erzählt selbst in der schwärzesten Nacht von dem Fortschritt, den man hinter sich haben werde, wenn am anderen Morgen die Sonne aufgehe.
Eiche steht unbewegt und trotzt dem wütendsten Sturm; der Einjährige Knäuel schreitet mit vollkommener Sicherheit einher, die Waldrebe hat ihren Blick voll Freude auf das Ende der Reise gerichtet, und der Enzian läßt sich von keinen Schwierigkeiten oder Rückschlägen entmutigen.
Heidekraut hat gelernt, daß jeder Wanderer seinen eigenen Weg gehen muß, und geht ruhig voraus um zu zeigen, daß es zu bewältigen ist. Wegwarte ist immer zur Stelle, um ihre helfende Hand zu reichen, aber nur, wenn sie darum gebeten wird, und dann in aller Stille. Bleiwurz kennt die kleinen Pfade allzu gut, die nirgendwohin führen, und Tausendgüldenkraut blickt immer nach dem Schwächsten aus, dem seine Last zu schwer ist.
Quellwasser hat vergessen, Vorwürfe zu machen, und verbringt seine Zeit damit, anderen Mut und Zuspruch zu schenken. Eisenkraut predigt nicht mehr, sondern weist schweigend den Weg. Springkraut kennt keine Eile mehr, sondern hält sich meist bei den Letzten auf, um mit ihnen langsam weiterzugehen. Sumpfwasserfeder, mehr Engel als Mensch, geht durch die Reisegesellschaft wie ein warmer Lufthauch oder ein Strahl goldenen Sonnenlichtes, der jeden segnet.« (*Bach 1934* aus *Edward Bach: »Die nachgelassenen Originalschriften«, erschienen im Hugendubel-Verlag*).
So ließen sich auch für die anderen zweiundzwanzig Blüten Geschichten erzählen, wie Bach es so anschaulich gemacht hat. So z. B. von Lärche, die sich nicht zutraut, durch den großen, dunklen Wald zu gehen, oder Rote Kastanie, die sich ständig Sorgen um die anderen Reisenden macht, oder Weißblühende Kastanie, deren Gedanken ständig darum kreisen, ob sie noch auf dem richtigen Weg sind …

Edward Bach und die Pferde

Er schreibt in »Heile dich selbst« über Tierversuche: »Vor zweieinhalb Jahrtausenden zeigte Buddha der Welt, daß es falsch ist, andere Geschöpfe zu opfern. Die Menschheit steht schon tief in der Schuld des Tierreiches, dessen Angehörige sie gequält und vernichtet hat. Daraus können nur Schaden und Schmerzen für Menschen wie Tiere erwachsen, niemals Nutzen oder Vorteile. Wie weit haben wir im Westen uns von jenen schönen Idealen unserer Mutter, dem alten Indien, entfernt, als die Liebe zu den Geschöpfen der Erde so groß war, daß Menschen ausgebildet und begabt dazu waren, sich nicht nur um die Krankheiten und Verletzungen der Säugetiere, sondern auch der Vögel zu kümmern.«

Bach war ein entschiedener Gegner von Tierversuchen.

»Von den Schrecknissen der Tierversuche, die mit Schwarzer Magie verwandt sind, wollen wir nicht erst schreiben, sondern jedes Menschenwesen anflehen, sie als zehntausendmal schlimmer als jede Plage zu meiden, denn sie sind eine Sünde gegen Gott, Mensch und Tier.«

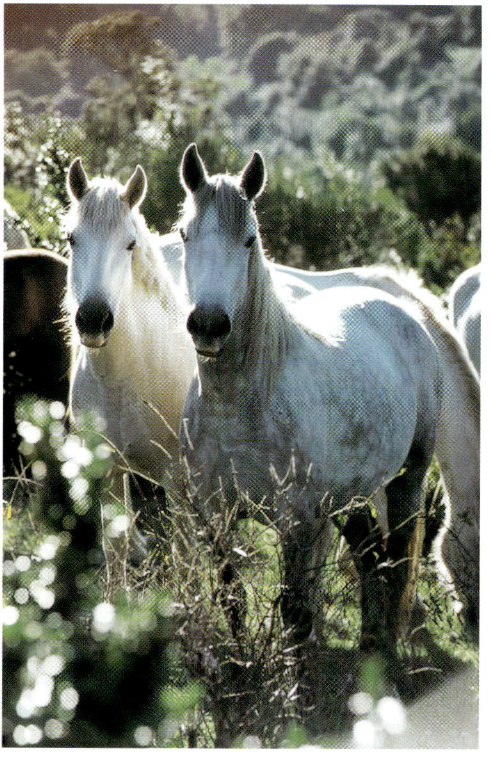

Pferde profitieren ebenso wie Menschen von Bach-Blüten

Und dann gibt es da noch die Geschichte vom weißen Pony – eine Fallgeschichte.

Der Farmgehilfe sagte, er sei schon damit beschäftigt gewesen, das Grab für das Pony auszuheben, das seit Tagen nichts mehr gefressen, bereits Schaum vor dem Maul hatte und kaum mehr auf den Beinen stehen konnte. Man war allgemein davon überzeugt, daß es die nächste Stunde nicht überleben werde.

Nach Auskunft des Farmgehilfen kam Edward Bach dann des Wegs und sagte: »Würden Sie bitte mal die Zunge des Tieres seitlich aus dem Maul herausziehen?« Der Gehilfe leistete dieser Aufforderung Folge und der Doktor nahm ein kleines Fläschchen aus der Tasche und goß den Inhalt in den Rachen des Ponys. Er sagte zu dem Gehilfen: »Sie können das Grab wieder zuschütten. Füttern und tränken Sie das Pony wie gewohnt.« Dann ging er seines Weges.

Der Gehilfe tat, wie der Doktor gesagt hatte, und das Pony fraß und trank und gelangte rasch wieder zu Kräften. Welche Essenz Edward Bach in diesem Fall verwendete, ist nicht bekannt – wahrscheinlich Rock Rose oder Rescue.

Sotwell 1935

Bach-Blüten richtig anwenden

Herstellung von Blütenessenzen

Die Eigenherstellung ist sicher nicht für jeden Leser möglich. Der botanische Laie hat oft Schwierigkeiten, die richtige Pflanze und die richtige Varietät zu finden (zum Beispiel gibt es sehr viele Enzianarten, zur Bereitung der Essenz wird nur

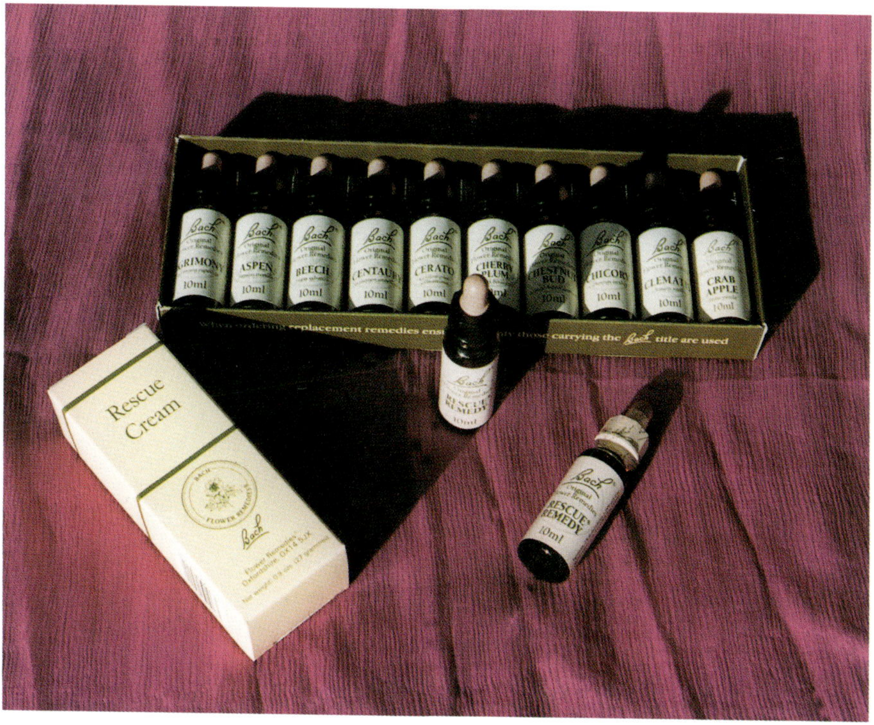

Eine Auswahl an Bach-Blütenprodukten

Gentiana amarella verwendet). Der Anfänger würde hier leicht Fehler machen. Das kann zu einer Schädigung eines Biotopes führen, was nicht in Bachs Sinne wäre.

Der Erwerb eines guten Pflanzenbestimmungsbuches ist dringend anzuraten, und dieses sollte beim Suchen der richtigen Blüte am richtigen Standort mitgeführt werden. Oftmals ist es für den Leser jedoch einfacher, die fertigen Essenzen zu erwerben. Die hierzu verwendeten Blüten werden immer noch an den Originalfundorten gesammelt. Bezugsquellen für die Bach-Blütenessenzen finden Sie im Anhang.

Für die Herstellung der Essenzen ist es wichtig, einen Standort zu finden, wo die Pflanzen unbelastet von schädlichen Umweltbedingungen wachsen. Es sollten wenn möglich Wildpflanzen verwendet werden.

Auf keinen Fall sollten die Pflanzen in der Nähe von Straßen, Kraftwerken, Stromleitungen (Elektrosmog) sowie Eisenbahnanlagen u. ä. gesucht werden. Wo sich die Pflanzen noch in einem natürlichen Biotop befinden, wird die Heilkraft der hergestellten Essenz stark sein. Ein solches intaktes Biotop zu finden ist nicht mehr so einfach wie zu Edward Bachs Zeiten.

Es gibt zwei Methoden, um die Blütenessenzen herzustellen: die **Sonnenmethode** und die **Kochmethode**.

Sie benötigen eine Glasschale oder einen Emailletopf sowie eine Kanne und einen Glastrichter. Die Ausrüstungsgegenstände müssen völlig sauber sein. Sie sollten ausgekocht werden und in ein sauberes Tuch gehüllt werden. Es ist auf keimarmes Arbeiten zu achten. Eine Flasche reinen Wassers ist nötig, vorzugsweise von einer sauberen Quelle in der Nähe des Blühortes. Bitte kein destilliertes Wasser verwenden (totes Wasser) und kein Wasser aus einer Heilquelle, da dieses eine zu hohe Eigenschwingung hat. Zudem braucht man Alkohol, um die Essenz zu konservieren. Bach verwendete Brandy. Es sollte kein Alkohol mit mehr als 45 Volumenprozent verwendet werden, da die Lösung dann oft ausflockt. Eine schlüssige Begründung habe ich dafür noch nicht gefunden. Für die Essenzen, die mit der Kochmethode hergestellt werden, wird Filtrierpapier benötigt.

Sonnenmethode

Die Sonnenmethode wird für Pflanzen verwendet, die so spät im Jahr blühen, daß die Sonne sie mit ihrer Kraft potenzieren kann. Die Sonnenpotenzierung findet für folgende Essenzzubereitungen Anwendung:

Agrimony – *Agrimonia eupatoria* – Odermennig
Centaury – *Centaurium erythea* – Tausendgüldenkraut
Cerato – *Ceratostigma willmottiana* – Bleiwurz
Chicory – *Cichorium intybus* – Wegwarte
Clematis – *Clematis vitalba* – Gemeine Waldrebe
Gentian – *Gentiana amarella* – Bitterer Enzian
Gorse – *Ulex europaeus* – Stechginster
Heather – *Calluna vulgaris* – Heidekraut
Impatiens – *Impatiens glandulifera* – Springkraut
Mimulus – *Mimulus guttatus* – Gauklerblume
Oak – *Quercus robur* – Eiche
Olive – *Olea europaea* – Olive
Rock Rose – *Helianthemum nummularium* – Sonnenröschen
Rock Water – Quellwasser
Scleranthus – *Scleranthus annuus* – Einjähriges Knäuel
Vervain – *Verbena officinalis* – Eisenkraut
Vine – *Vitis vinifera* – Weinrebe
Water violet – *Hottonia palustris* – Sumpfwasserfeder
White Chestnut – *Aesculus hippocastanum* – Roßkastanie
Wild Oat – *Bromus ramosus* – Waldtrespe

War die Suche erfolgreich, so wird die Herstellung nach den Originalrichtlinien des Bach-Centre wie folgt ablaufen:
Die Blüten werden im Stadium der Vollreife – dem energiereichsten Stadium – morgens vor neun Uhr an einem sonnigen Tag bei wolkenlosem Himmel vorsichtigt gepflückt. Am Standort werden die Blüten in eine Glasschüssel mit 0,5 l natürlichem Quellwasser, möglichst von einer sauberen Quelle in der Nähe, ge-

legt. Der Kontakt der Hand mit den Blüten ist zu vermeiden. Wenn man zu zweit ist, kann einer die Schale neben den Stiel halten, oder man legt die Blüten auf ein großes Blatt und transportiert sie darauf. Die Glasschale bleibt nun etwa drei bis vier Stunden neben den ausgesuchten Pflanzen in der feurigen Kraft der Sonne stehen, bis die Blüten Anzeichen von Verwelken zeigen. Wenn während dieser Zeit Wolken die Sonne verdecken, sollte die Essenz verworfen werden. Auch sollte weder der eigene Schatten noch der von benachbarten Pflanzen auf die Schüssel fallen. Wenn die Blüten mit ihrer Heilkraft das Wasser imprägniert haben, werden sie mit einem Zweig derselben Pflanze aus der Schale geholt. Die Essenz wird in eine Flasche gefüllt und mit der gleichen Menge 40%igen Ethanol konserviert. Aber man kann natürlich auch etwa 40%ige Spirituosen verwenden, so nahm Bach Brandy. In einer zweiten Verdünnungsstufe wird 1:240 verdünnt. Das sind dann die Stockbottles oder auch Vorratsflaschen, mit denen wir arbeiten können. Eine Glasschale mit einem Inhalt von 300 ml enthält ungefähr 3600 Tropfen. Zusammen mit dem Alkohol 1:1 ergibt das 7200 Tropfen von der Mothertincture, der Urtinktur. Es werden 2 Tropfen der Urtinktur benötigt, um eine 30-ml-Vorratsflasche mit Alkohol zu potenzieren. Das ergibt 3600 Vorratsflaschen. Jede 30 ml Stockbottle ergibt etwa 180 Einnahmeflaschen. Aus unserer Schale Blütenessenz können wir also 3600 mal 180 = 648 000 Einnahmemischungen herstellen. Eine wahrhaft ökologische und billige Arzneiform.

Kochmethode

Die Kochmethode wird für Pflanzen verwendet, die Frühblüher sind. Die Sonne hat im Frühjahr oft noch nicht die Energie, die für den Herstellungsprozeß der Blütenessenzen notwendig ist. Die Kochpotenzierung findet für folgende Essenzzubereitungen Anwendung:

Aspen – *Populus tremula* – Espe
Beech – *Fagus sylvatica* – Buche
Cherry Plum – *Prunus cerasifera* – Kirschpflaume

Chestnut Bud – *Aesculus hippocastanum* – Roßkastanie
Crab Apple – *Malus pumila* – Holzapfel
Elm – *Ulmus procera* – Ulme
Holly – *Ilex aquifolium* – Stechpalme
Honeysuckle – *Lonicera caprifolium* – Geißblatt
Hornbeam – *Carpinus betulus* – Hainbuche
Larch – *Larix decidua* – Lärche
Mustard – *Sinapis arvensis* – Ackersenf
Pine – *Pinus sylvestris* – Schottische Kiefer
Red Chestnut – *Aesculus carnea* – Rote Kastanie
Star of Bethlehem – *Ornithogalum umbellatum* – Milchstern
Sweet Chestnut – *Castanea sativa* – Eßkastanie
Walnut – *Juglans Regia* – Walnuß
Wild Rose – *Rosa canina* – Heckenrose
Willow – *Salix vitellina* – Gelbe Weide

An einem klaren und sonnigen Tag wird vor neun Uhr morgens ein sauberer Emailletopf (da Metalle in Lösung gehen können, bitte keinen Aluminiumtopf verwenden) zu 3/4 mit Blüten und Stielen der ausgewählten Pflanze gefüllt. Der Topf wird mit einem Deckel verschlossen und anschließend weiterverarbeitet. Entweder benutzt man nun einen Campingkocher oder man fährt sofort nach Hause. Bedecken Sie das Sammelgut mit einem Liter Quellwasser und lassen Sie die Mischung 30 Minuten lang sieden. Dann verschließen Sie den Topf und lassen ihn abkühlen. Mit einem Zweig der erwählten Pflanze können Sie dann die Blüten und Stiele aus der Essenz entfernen. Jetzt wird filtriert – eventuell mehrfach – und das Filtrat wird in eine saubere Flasche gefüllt und wie bei der Sonnenmethode weiterverarbeitet.
Bach schrieb: »In diesem Heilsystem können die Menschen alles selbst machen, wenn sie wollen, sogar selbst die Pflanzen finden und die Heilmittel herstellen.« Eine Blütenessenz herzustellen verändert die Einstellung zur Natur und steigert das Einfühlungsvermögen in die heilenden Kräfte der Natur. Wir verbringen viel zuviel Zeit in den Städten. Als ich vor sechs Jahren meine Islandstute Drifa kaufte und mit ihr fast täglich durch die Natur ritt, stellte ich fest, wie wenig ich

bis dahin mit den jahreszeitlichen Veränderungen gelebt hatte. Die Ritte mit meiner Stute haben mich wieder geerdet. Ich habe oft vom Pferd aus botanisiert und Heilkräuter gesammelt. Das weckte immer das Interesse von Drifa, wenngleich sie vielleicht nicht verstehen konnte, warum ich das Grünzeug nicht gleich aufaß. Meine erste Blütenessenz habe ich hergestellt, als Drifa hochtragend war. Im Juni bis August ist die Blütezeit von Geißblatt – Lonicera caprifolium. Das Geißblatt, auch Jelängerjelieber genannt, ist eine sehr wohlduftende Kletterpflanze, die an Bäumen empor oder über Hecken wächst. Am Rande von der Stutenweide hatte sich eine üppig blühende Hecke ausgebreitet. Diese Blüte ist eine ganz wunderbare Essenz für den Zeitpunkt nach der Geburt. Das schien mir ein Zeichen zu sein. Und so stellte ich für Drifas Fohlen eine Geißblattessenz her. Auf dem Weg zur Weide blühte im Juni die Heckenrose mit schönen rosa Blüten, die einen zarten Duft verströmten. Aus diesen Blüten stellte ich meine zweite Essenz her. Wild Rose stellt den Kontakt zur Lebensfreude wieder her und erfrischt die Lebensenergie. Dies kann nach einer schweren Geburt notwendig sein. Zum Glück verlief die Geburt von Dyri Demantur, Drifas kohlrabenschwarzem Fohlen, vollkommen komplikationslos. Bach schrieb: »In der Gegenwart der Natur und ihrer Wege hat Krankheit keine Macht.« Das wünsche ich uns allen: In der Gegenwart der Natur heil zu werden oder heil zu bleiben.

Einnahmemischung für den häufigen Gebrauch

Bei einer chronischen Erkrankung oder Verhaltensstörungen bzw. Verhaltensauffälligkeiten, die schon länger bestehen, muß eine längere Therapie erfolgen. Der Zeitraum liegt zwischen etwa 3 Wochen und mehreren Monaten. Um das beurteilen zu können, bedarf es schon einiger Erfahrung.

Tiere sprechen genau wie Kinder schnell auf eine Therapie mit den Blütenessenzen an. Es bestehen wohl nicht so viele Blockaden wie bei erwachsenen Menschen. Oft muß im Verlauf einer Therapie ein Wechsel der Blüten erfolgen, da tiefer liegende Symptome nun an die Oberfläche kommen. Ich behandle häufig den Tierhalter gleichzeitig, da das Tier unbewußte Anteile des Besitzers ausleben kann. Bei sich selbst, der Familie und den eigenen Tieren steht man oft zu dicht vor der Tafel. Deshalb ist es am besten, sich professioneller Hilfe zu versichern. Meine Bach-Blüten-Freundin sieht oft viel besser, was mir oder meiner Stute fehlt. Wird nur ein Teil in einem System behandelt, so ist eventuell keine Besserung zu erreichen. Vielleicht ist es auch für denjenigen, der keine Bach-Blüten nimmt, schwierig, mit den Veränderungen des anderen umzugehen. Eine Veränderung zieht zumeist größere Kreise.

Für die Zubereitung der Einnahmemischungen kann man in der Apotheke 10-, 20-, 50- oder 100-ml-Tropfpipettenflaschen kaufen. Dann wird ein Alkohol-Wasser-Gemisch hergestellt im Verhältnis 25 zu 75 %. Bei dem zu verwendenden Wasser sprach Bach von Quellwasser. Heute wird diese Anforderung von eigenem Brunnenwasser oder gutem Leitungswasser erfüllt.

Entmineralisiertes oder destilliertes Wasser ist nicht verwendbar, da es totes Wasser ist. Wasser aus bekannten Heilquellen hat eine zu starke Eigenschwingung (siehe Rock Water). Zum Konservieren kann man auch Obstessig nehmen, wenn das Tier auf den Alkoholgeruch stark reagiert. Bei Katzen habe ich das oft erlebt. Pferde flehmen nur sehr selten bei der Gabe von mit Alkohol konservierten Mischungen. In die Pipettenflasche mit dem Alkohol-Wasser-Gemisch kommt pro 10 ml 1 Tropfen aus der Stockbottle. Einzige Ausnahme sind die Rescue(Notfall)-tropfen. Hier kommen 2 Tropfen auf 10 ml, da die Stockbottle anders verdünnt wurde. Man muß nicht peinlich genau arbeiten. Ein Tropfen mehr schadet auch nicht. Bach sagte: »Take a few drops.«

Erwachsene Großpferde bekommen 4mal 10 Tropfen täglich. Ich gebe die Mischung immer auf einem Stück Zucker, da der am besten aufsaugt. Man kann die Tropfen auch direkt auf die Zunge geben. Dabei habe ich immer Bedenken, da die Pipette aus Glas ist und das Pferd draufbeißen könnte. Eine weitere Möglichkeit ist, die Tropfen in 5 oder 10 ml Wasser zu geben und mit einer Spritze aufzuziehen. Diese kann man dann im Maul applizieren. Da meine Stute Wurmkuren schon total haßt, versüße ich ihr die Bach-Blüten mit Zucker.

Kleinpferde und Ponies bekommen je nach Größe und Gewicht 5 bis 8 Tropfen von der Einnahmemischung. Fohlen bekommen 3 bis 5 Tropfen. Bei meiner Stute habe ich die Bach-Blüten auf das Euter aufgestrichen. Das Fohlen nimmt die Blüten dann beim Saugen auf. Die Bach-Blüten können auch auf das Fell aufgetra-

gen werden und gehen dann direkt in den Energiekörper. Dabei ist gute Beobachtung nötig, da die Wirkung sehr ausgeprägt sein kann.
Mein Fohlen war nach dem Aufhalftern etwas kopfscheu geworden. Also rieb Jutta, die Dyri in der Hengstaufzucht hat, ihn einmal am Tag mit Notfalltropfen ein. Nach einer Woche rief sie mich an und sagte: „Ich glaube, wir müssen den Tierarzt holen. Dein Fohlen ist wie ein Zombie.« Nach Absetzen der Bach-Blüten wurde er wieder munter und ließ sich auch gut anfassen.
Das finde ich positiv an der Bach-Blütentherapie. Man kann keinen Schaden setzen. Bei einer Überreaktion reguliert sich alles ganz schnell wieder, wenn die Mischung abgesetzt wird.
Die Einnahmemischung sollte viermal am Tag gegeben werden.
Regelmäßigkeit ist sehr wichtig. Ideal ist die Gabe morgens, mittags, nachmittags und abends vor dem Fressen. Da die wenigsten Pferdebesitzer mit ihren Pferden eine Wohngemeinschaft haben, sollte man sich jemanden suchen, der regelmäßig im Stall ist und dem Pferd die Tropfen geben kann. Notfalls reichen auch zwei Gaben am Tag.

Einnahmemischung für akute Situationen

Akute Situationen sind zum Beispiel:

- Tierarztbesuch
- Vorbereitung auf eine Operation
- Unfallfolgen
- Umzug in einen neuen Stall
- Tod eines Stallgenossen
- Vorbereitung auf ein Turnier
- Verladen
- während einer langen Hängerfahrt
- Geburtshilfe
- Absetzen eines Fohlens
- Infektionskrankheiten

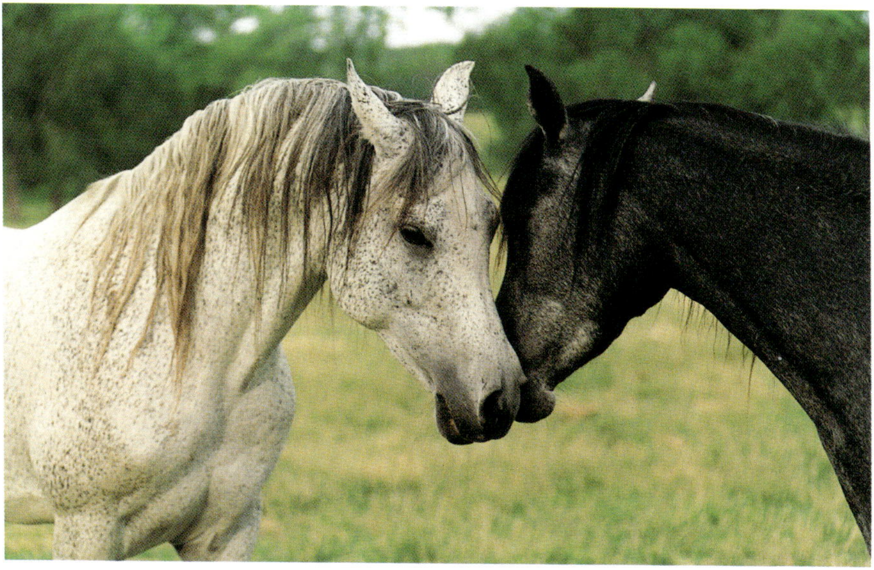

Die streßfreie Begegnung von Hengst und Stute wird durch Bach-Blüten begünstigt

- Rosse
- bevor die Stute zum Hengst kommt
- ungewollter Deckakt …

Akute Situationen erfordern nur eine kurzzeitige Behandlung. Sie dauert von etwa einem Tag bis zu drei Wochen. Hierzu gehört auch die vorbeugende Behandlung des Pferdes. Auf Prävention wird in unserer Gesellschaft viel zuwenig Augenmerk gerichtet. Gerade hier leisten die Bach-Blüten unschätzbare Dienste. Akute Situationen sind häufig auch von Laien zu therapieren. Sehr oft werden hier die Notfalltropfen zum Einsatz kommen. Falls keine Pipettenflasche zur Verfügung steht, können die Bach-Blüten auch mal unverdünnt verwendet werden. Ansonsten empfehle ich die Herstellung einer 10 ml Flasche.
Je akuter die Situation, um so öfter erfolgt die Gabe der Bach-Blüten. Im Notfall können die Tropfen alle 10 Minuten verabreicht werden. Der Pferdehalter sollte nach seinem Gefühl gehen, wann er die Gabe einstellen kann. Treten die Symptome wieder auf, wurden die Bach-Blüten zu früh abgesetzt.

Die Notfalltropfen (Rescue)

Die Notfalltropfen sind die einzige fertige Mischung von Bach-Blüten. Sie bestehen aus 5 Einzelblüten:

- **Clematis:** bei mangelnder Erdung, bei drohender Bewußtlosigkeit, gegen den Zustand, nicht im Hier und Jetzt zu sein.
- **Cherry Plum:** bei Angst vor seelischen Kurzschlußreaktionen, Angst davor durchzudrehen.
- **Impatiens:** bei starker innerer Anspannung, bei überschießenden Reaktionen und Fluchttendenzen.
- **Rock Rose:** bei akuten Angstzuständen und Panikgefühlen.
- **Star Of Bethlehem:** die Traumablüte gegen den Schockzustand; die Heilerblüte bei körperlichen und seelischen Verletzungen, bei dem Gefühl, wie gelähmt zu sein.

Bei Pferd und Reiter kann es viele Situationen geben, in denen die Notfalltropfen hilfreich sind. Die schnelle Wirkung der Bach-Blüten, frei von Nebenwirkungen, sichern ihnen einen festen Platz in der Stallapotheke. Rescue Remedy gibt es als Stockbottle oder als Salbe. In der Salbe wird noch Crab Apple, die Reinigungsblüte, mit verarbeitet.

Anwendungsbeispiele:

- Angst vor dem Verladen
- bei längeren Hängerfahrten
- vor einem Turnier
- Angst vor dem Tierarzt
- nach Operationen
- nach Verletzungen
- nach einem Streit mit Artgenossen
- Mißhandlung
- wiederkehrende Panikattacken
- bei Stallwechsel

- Tod eines Artgenossen
- Tod einer Bezugsperson
- vor der Bedeckung
- während einer schweren Geburt

Diese Aufzählung ist sicher nicht vollständig, gibt aber einen Ausblick auf die vielfältigen Anwendungsmöglichkeiten der »Erste-Hilfe-Tropfen«.

Durch ein plötzlich eintretendes unangenehmes Ereignis oder einen Schock destabilisiert sich der Energiehaushalt von Mensch oder Tier. Rescue Remedy bewirkt eine Wiederherstellung des psychoenergetischen Systems. Schockfolgen, die in den Energiehaushalt eingreifen könnten, entstehen gar nicht erst oder werden wieder aufgelöst. Die Wirkung der Notfalltropfen ist in extremen Fällen schon innerhalb von Sekunden zu beobachten. Ich habe dies zum Beispiel bei schweren Reitunfällen öfter schon erlebt. Die Notfalltropfen sind als erste Hilfe gedacht und ersetzen in entsprechenden Situationen nicht den Einsatz des Tierarztes oder Arztes. Als Überbrückungshilfe leisten sie aber gute Dienste zur Wiederherstellung des energetischen Gleichgewichts. Rescue Remedy sollte nicht regelmäßig über einen längeren Zeitraum eingenommen werden. Das widerspricht auch seinem Wirkprinzip. Es herrscht nicht pausenlos ein Notfall.

Zur Bereitung einer Einnahmeflasche wird ein Alkohol-Wasser-Gemisch hergestellt im Verhältnis 25 zu 75 %. Pro 10 ml kommen im Gegensatz zu den anderen Essenzen 2 Tropfen in die Flasche. Die Vorschrift muß nicht peinlich genau eingehalten werden. Die Notfallcreme oder auch Rescue Cream stelle ich mir selbst her. Wie auch in den Fertigpräparaten verwende ich eine parfümfreie und lanolinfreie (Allergiegefahr) Salbengrundlage. Pro 10 Gramm kommen von Rescue Remedy 4 Tropfen in die Salbe und aus der Crab-Apple-Stockbottle 2 Tropfen. Für die Zubereitung einer Salbe benötigt man eine Fantaschale mit Pistill (Laborbedarf). Einfacher ist die Herstellung einer Lotion. Darin können die Bach-Blüten verschüttelt werden. Dazu eignen sich Fertigpräparate wie zum Beispiel PH 5-Eucerin. Ganz ausgezeichnet ist die Lotion Bioelectrique von der Firma Biosun. Die Lotion ist aufgrund ihres hohen Wasseranteils nicht so lange haltbar.

Umschläge, Wickel und Kompressen

In dieser Form können Bach-Blütenzubereitungen zusätzlich zu der inneren Einnahme angewendet werden. Man gibt ca. 6 Tropfen der Essenz auf einen halben Liter Wasser. Die Indikation für eine äußere Anwendung könnte sein:

- Hautausschläge
- Ekzeme
- Verstauchungen
- Prellungen
- Schwellungen
- Insektenstiche

Eine weitere Möglichkeit ist die Waschung mit Bach-Blüten.
Es gilt die gleiche Dosierung wie oben angegeben. Ich habe die Zitzen meiner Stute Drifa zum Abstillen mit den Blüten Crab Apple und Walnut abgewaschen – in einer Obstessig-Wasser-Mischung. Als homöopathische Ergänzung habe ich das Mittel Phytolacca in der Potenz D6 gewählt. Hier handelt es sich um die Zubereitung der Kermesbeere, einer nordamerikanischen Kulturpflanze.
Eine Obstessig-Wasser-Mischung zum Abreiben der Zitzen ist auch in Verbindung mit der Bach-Blüte Crab Apple in den insektenreichen Monaten von großem Nutzen. Ein Fußbad mit der Bach-Blüte Crab Apple oder auch mit den Notfalltropfen wäre beim Auftreten eines Hufgeschwürs oder bei Hufrehe durchaus einen Versuch wert. Das gilt natürlich nur begleitend zu tierärztlichen Maßnahmen. Die Dosierung wäre 6 Tropfen auf einen halben Eimer Wasser. Zusätzlich ist natürlich der Beschlag zu kontrollieren und die Fütterung sowie die Dauer des Weideganges zu überprüfen; immer im Sinne von ganzheitlicher Behandlung.

Kalte Kompressen sind angezeigt bei:

- Hauterkrankungen
- Ekzemen
- Entzündungen
- akuten Gelenksentzündungen

- Insektenstichen
- Hämatomen
- Prellungen und Zerrungen

Man kann auch Heilerde verwenden – zum Beispiel Luvos Heilerde aus der Apotheke. 3 Eßlöffel Heilerde werden mit etwas Wasser verrührt. Nun gibt man 3 Tropfen Crab Apple dazu und 6 Tropfen Lavendelöl. Bei Heilerdeauflagen wird das Gemisch direkt auf die betroffene Hautzone aufgetragen. Für Umschläge streicht man den Brei auf eine Binde, fixiert sie und beläßt sie dort für 2–3 Stunden. Die Zubereitung kann so optimal wirken.
Heiße Kompressen werden zur Entspannung von Gelenk- und Muskelerkrankungen benutzt sowie bei Durchblutungsstörungen. Sobald sich die Kompresse auf Körpertemperatur abgekühlt hat, kann man sie abnehmen. Heiße Heilerde-Umschläge sind ebenfalls möglich, aber bitte **nie** bei entzündlichen Erkrankungen. Heilerde enthält viele wichtige Mineralien und Spurenelemente. Die Zumischung von Bach-Blüten und ätherischen Ölen hat eine synergistische Wirkung.

Cremes und Salben

Es gibt eine fertige Bach-Blütencreme, die Rescue-Cream, die in Deutschland, Österreich und der Schweiz über jede Apotheke erhältlich ist. In der Schweiz bekommt man die Creme auch über Drogerien. In anderen Ländern gelten zum Teil andere Gesetze. In der Rescue-Cream ist zusätzlich Crab Apple, die Reinigungsblüte, enthalten. In eine nicht parfümierte und lanolinfreie (wegen der Allergiegefahr) Cremegrundlage werden die Essenzen eingearbeitet. Die Bezugsquellen finden sich im Anhang.
Die Rescue-Cream läßt sich bei vielen Verletzungen von Pferd oder Reiter verwenden: Prellungen, Verstauchungen, nach Stürzen des Reiters (um den Schaden zu begrenzen) und Schlag- oder Rißwunden.
Bei Hauterkrankungen ist der Einsatz dieser Creme immer einen Versuch wert. Crab Apple, die Reinigungsblüte, erweist sich als gute Ergänzung zu den Notfall-

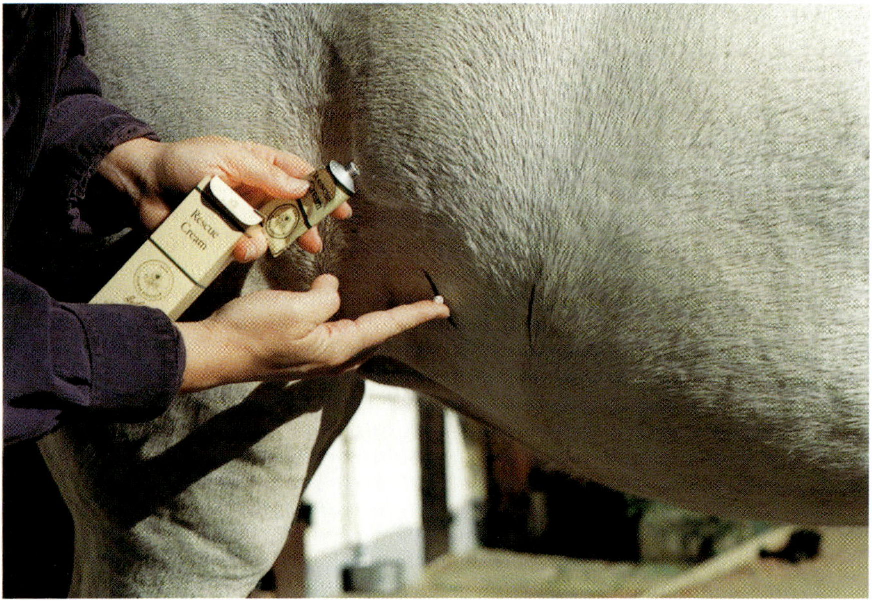

Auftragen von Rescue-Cream

tropfen. Bei Hautausschlägen und Ekzem habe ich eine gute Wirkung beobachtet. Als Apothekerin stelle ich mir meine Salben und Cremes natürlich selbst her. Das gibt auch dem Experimentieren viel mehr Raum. Salben haben einen hohen Fettanteil und sind eher für trockene Haut angezeigt. Creme ist eine Bezeichnung für wasserhaltige Salben, die für fette Haut und im akut entzündlichen Stadium verwendet werden. Es gibt auch die Möglichkeit, eine Lotion oder ein Hautöl herzustellen. Hierbei gilt immer: Je höher der Wasseranteil, um so kürzer die Haltbarkeit. Eine Creme sollte in eine Tube abgefaßt werden, da die Entnahmefläche hier kleiner ist als bei einer Salbenkruke. Die Creme verdirbt nicht so rasch. Oder man stellt nur sehr kleine Mengen her. In der Apotheke gibt es viele unterschiedliche Krukengrößen ab 10 ml. Eine Salbe, die ich sehr oft herstelle, ist meine Narbensalbe. Nach einer Verletzung oder nach einer Operation wächst oft nur Bindegewebe nach. Der natürliche Fluß ist gestört. Das ist, wie wenn man ein Stromkabel durchschneidet. Früher habe ich die Narbe mit Procain unterspritzt. Procain ist ein Oberflächenanästhetikum, das das Reizgedächtnis ausschaltet. Jetzt arbeite

ich mit einer Narbensalbe, die die Bach-Blüte Walnut (die Blüte für den Neuanfang) und die entsprechende Edelsteinessenz, nämlich Türkis, enthält. (Siehe Dietmar Krämer: Esoterische Therapien 1, Ansata Verlag)
Für die Herstellung der Salben, Cremes, Lotionen und Hautöle nimmt man 1–2 Tropfen der entsprechenden Blütenessenz auf 10 ml.

Eine sehr schöne Rezeptur für Sommerekzeme:

- 90 ml kaltgepreßtes Olivenöl
- 10 ml Teebaumöl
- 20 Tropfen Lavendelöl
- 10 Tropfen Crab Apple
- 10 Tropfen Beech

Diese Rezeptur – ohne die Bach-Blüte Beech – hat sich auch bei Pilzerkrankungen und Mauke bewährt.
Die ätherischen Öle ergänzen durch ihre desinfizierende Wirkung die Mischung sehr gut. Sie sollten nie unverdünnt verwendet werden, da sie dann austrocknend und hautreizend wirken können. Das Teebaumöl wird von Bäumen und Sträuchern der Gattung Melaleuca aus der Familie der Myrtengewächse gewonnen. Etwa 300 verschiedene Varietäten der Melaleuca-Gattung sind bekannt. Die Art Melaleuca alternifolia gibt die beste Qualität. Es sollte ein Öl pharmazeutischer Qualität gewählt werden, das einen geringen Cineol-Gehalt hat. Ein hoher Cineol-Gehalt birgt die Gefahr der Hautreizung. Ich benutze Öl aus kontrolliert biologischem Anbau, das weniger Schadstoffe enthält. Ein solches Öl bekommt man in der Apotheke. Teebaumöl wirkt gegen Bakterien, Viren und Pilze. Bei dem Lavendelöl wird die Qualität wesentlich vom Anbaugebiet bestimmt. Früher war Frankreich Hauptproduzent des Öls aus Lavandula angustifolia aus kommerziellem Anbau. Heute ist Bulgarien der größte Lavendelölhersteller. Ein gutes ätherisches Öl von echtem Lavendel sollte eine blaßgelbe Farbe haben und eine bewegliche Flüssigkeit sein, die zunächst eine leicht beißende Duftnote an sich hat, die schnell verfliegt und dann ein blumiges und langanhaltendes Aroma zurückläßt. Lavendelöl wirkt desinfizierend, wundheilend, schmerzstillend, entspannend,

krampflösend und beruhigend. Bei Dietmar Krämer entspricht das Lavendelöl der Bach-Blüte Crab Apple, der Reinigungsblüte.

Die Frage der Haltbarkeit:
Bei den fertigen Cremes ist ein Verfallsdatum angegeben. Dieses Verfallsdatum gilt für die nicht angebrochene Packung. Nach Anbruch verkürzt sich dieser Zeitraum. Bei eigener Herstellung gelten dieselben Verfallszeiten wie für medizinische Zubereitungen. Hierbei ist die Creme- oder Salbengrundlage entscheidend. Je höher der Wasseranteil, um so kürzer der Verfall. Wasser begünstigt den mikrobiellen Befall der Grundlage.
Auf den Stockbottles ist ein Verfall angegeben. Das ist eine Formalvorschrift. In der Tat sind die Stockbottels unbegrenzt haltbar. Eine feinstoffliche Energie ist nicht zerstörbar. Das ist vergleichbar mit homöopathischen Zubereitungen.
Die Bach-Blütenstockbottles sollten bei Zimmertemperatur, lichtgeschützt und fern von Elektrosmog, zum Beispiel nicht direkt auf dem Kühlschrank oder neben der Mikrowelle, aufbewahrt werden.

Spray mit Bach-Blütenessenzen

Eine gute Möglichkeit, um direkt in den Energiekörper des Tieres zu kommen, ist die Verwendung eines Sprays. Eine von mir oft verwendete Rezeptur ist das **Spray zum Klären des Energiefeldes**. Auf 100 ml Spray:

- 1/3 96%iger Alkohol
- 15 Tropfen Rosenholzöl miteinander mischen, dann 2/3 Quellwasser
- 10 Tropfen Aspen
- 2 Tropfen Weihrauch
- 3 bis 5 Bergkristallsplitter

Diese Rezeptur ist eine große Hilfe bei übergroßer Sensitivität der Pferde oder auch der Reiter. Es treten vage, nicht benennbare Ängste auf, und Pferd und Mensch lernen damit umzugehen.

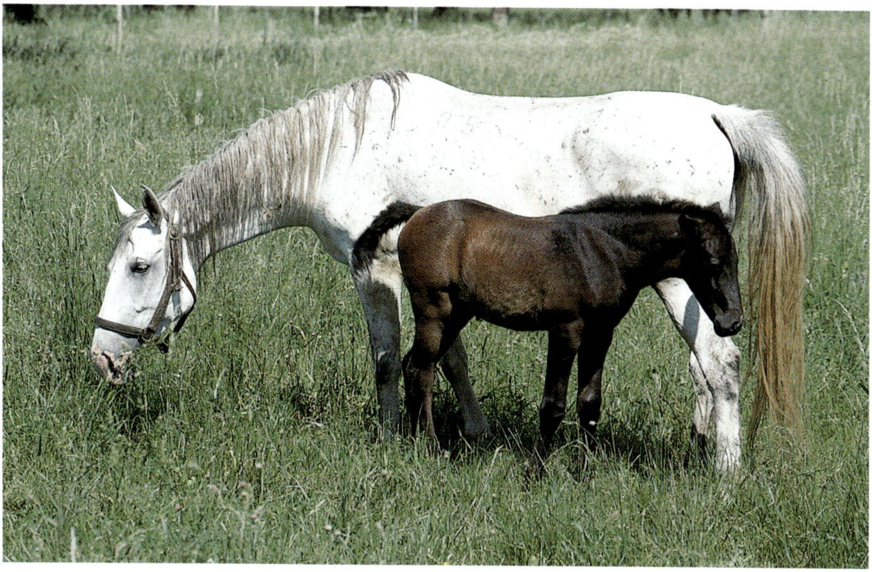

Nach der Geburt sind Bach-Blüten besonders hilfreich

Eine weitere Rezeptur ist ein **Spray gegen Ungeziefer**:

- 10 ml Teebaumöl
- 10 ml Citronellöl
- 5 ml Lavendelöl
- 5 ml Thymianöl
- 10 Tropfen Centaury
- 10 Tropfen Crab Apple
- 3 bis 5 Splitter Rosenquarz
- 3 bis 5 Splitter Citrin

auf 500 ml Quellwasser in einer Flasche mit Sprühvernebler. Vor Gebrauch immer gut schütteln, dann erübrigt sich der Einsatz eines Emulgators.

Eine **Rezeptur für allergische Pferde** wäre:

- 10 Tropfen Beech
- 10 Tropfen Crab Apple

- 10 ml Lavendelöl
- 1 Magnetit

auf 500 ml Quellwasser in einer Flasche mit Sprühvernebler.

Eine gute homöopathische Ergänzung für Allergiker ist die Halicar Creme für eher fettige Haut oder Halicar Salbe für eher trockene Haut von der DHU (Deutsche Homöopathische Union) sowie Cardiospermum halicacabum (Ballonrebe), als Zubereitungen von der DHU für die innere Einnahme. Bei Sommerekzem und Insektenstichallergie empfiehlt sich eine vorbeugende Gabe ab März/April. Denkbar wäre der Einsatz einer mittleren Potenz wie D 12 in einer Dosierung von 15 Tropfen oder 15 Globuli oder 3 Tabletten 1mal täglich vor dem Fressen.

Eine auch bei den Reitern sehr beliebte Rezeptur ist eine Zubereitung mit der Kraftblüte Hornbeam:

- 1/3 96%iger Alkohol
- 15 Tropfen Birkenholzöl miteinander mischen, dann 2/3 Quellwasser
- 10 Tropfen Hornbeam
- 2 bis 3 kleine Schneeflockenobsidiane

auf 100 ml Spray. Oder der Reiter gibt einfach ein paar Tropfen Hornbeam in sein Duschgel.

Natürlich kann man auch die Notfalltropfen als Spray zubereiten. Ich habe die Erfahrung gemacht, daß sie in dieser Form besonders schnell wirken, da sie sofort in der Aura des Tieres oder des Menschen ihre Wirkung zeigen.

Bach-Blüten von Agrimony bis Willow

Gemeinsame Therapie für Pferd und Reiter

Nach welchen Kriterien hat Edward Bach die Pflanzen für seine Therapie ausgewählt? Bach nannte die von ihm gefundenen Pflanzen »plants of a higher order«, also Pflanzen höherer Ordnung. In der Bach-Biographie von Nora Weeks liest sich das so: »Bach wußte, daß die Pflanzen, die er zu entdecken hoffte, Pflanzen von hoher Energieschwingung sein mußten und ausschließlich wohltuende Wirkstoffe enthalten würden. Denn er war davon überzeugt, daß giftige Pflanzen und Substanzen grundsätzlich nicht dazu geschaffen seien, die Krankheiten des menschlichen (Anm. der Verfasserin: oder des tierischen) Körpers zu heilen.«
Primitive Pflanzengattungen, wie z. B. Algen, schloß Bach von vornherein aus, ebenso giftige Pflanzen wie auch Pflanzen, die der menschlichen Ernährung dienen. Die wahren heilkräftigen Pflanzen, dessen war er gewiß, seien von anderem Rang und von geringerer Zahl. Ihm war bewußt, daß viele Pflanzen medizinisch wirksame Eigenschaften besitzen, welche die Leiden des menschlichen Körpers lindern oder erträglicher machen; aber die wahren Heilpflanzen würden noch weitaus stärkere und umfassendere Kräfte und höhere Schwingungen enthalten.

Edward Bach schreibt selbst zur Wahl der rechten Arznei:
»Der Gebrauch tierischer Heilmittel würde Grausamkeit gegen Tiere voraussetzen, und in der göttlichen Heilkunst darf keine Spur von Grausamkeit sein. Damit bleibt uns noch das Pflanzenreich. Von den Pflanzen gibt es drei Typen. Die erste Gruppe ist in ihrer Entwicklung verhältnismäßig unterhalb der menschlichen; dazu gehören die primitiven Arten, die Algen, die Kakteen, der Teufelszwirn und ähnliche. Weiterhin solche, die für falsche Zwecke gebraucht wurden, und einige

davon sind giftig: Bilsenkraut, Tollkirsche und verschiedene Orchideen. Die Pflanzen der zweiten Gruppe sind dem menschlichen Entwicklungsstand ungefähr gewachsen. Sie sind unschädlich und als Nahrung zu verwenden.
Aber es gibt noch eine dritte Gruppe, die in ihrem Entwicklungsstand entsprechend hoch oder höher ist als der durchschnittliche Mensch. Aus dieser Gruppe müssen wir unsere Arzneien wählen, denn diesen ist die Kraft gegeben, zu heilen und zum Segen zu gereichen.
Außerdem ist hiermit keine Grausamkeit verbunden: Da diese Pflanzen das Verlangen haben, zum Wohle des Menschen genutzt zu werden, wohnt ihnen ein Segen inne für ihren Dienst am Menschen.«
Bach hielt es wie seine keltischen Vorfahren, die wildwachsende Pflanzen zur Heilung verwendeten. Er war überzeugt, daß die von ihm gesuchten Pflanzen unter den »einfachen Blumen und Kräutern auf Feld und Flur« zu finden sein müßten. Bach hatte die Begabung, die einer Pflanze innewohnende Schwingung zu erfühlen. Seine Sensitivität entwickelte sich dermaßen, daß er nur noch ein Blütenblatt auf seine Zunge legen mußte, um das Schwingungspotential der Pflanze zu erfassen.
Die Wirkung seiner Arzneien beschreibt er wie folgt:
»Die Wirkung dieser Heilmittel besteht darin, daß sie unsere Schwingungsrate erhöhen und uns innerlich für die Wahrnehmung unseres spirituellen Selbst öffnen, daß sie uns außerdem ganz mit jener Kraft erfüllen, deren wir am dringendsten bedürfen, und uns von jener Fehlhaltung reinigen, die die Ursache unseres Leidens ist. Wie schöne Musik oder andere wundervolle Erfahrungen verfügen sie über die Fähigkeit, uns innerlich zu erheben und uns mit unserer Seele in Kontakt zu bringen. Und indem sie derart auf uns wirken, schenken sie uns Frieden und befreien uns von unseren Leiden.
Sie erzielen ihre Heilwirkung nicht, indem sie die Krankheit attackieren, sondern indem sie unseren Körper mit den wundervollen Schwingungen unseres höheren Selbst überfluten, vor denen die Krankheit dahinschmilzt wie Schnee in der Sonne. Und schließlich verändern sie die Einstellung des Patienten gegenüber Krankheit und Gesundheit von Grund auf.«
Durch seine Beschäftigung mit der Homöopathie gelangte er zu der Erkenntnis, daß der Mensch oder das Tier behandelt werden muß, nicht die Krankheit. Wich-

tig ist nicht die Krankheit, sondern der vorherrschende Gemütszustand und die Persönlichkeit des Patienten. »Kann es daher verwundern, daß die ersten Anzeichen einer Krankheit sich in den Stimmungen unseres Gemüts widerspiegeln? Und die Orientierung an diesen Stimmungen ist deshalb wesentlich zuverlässiger als die Suche nach organischen Symptomen. Veränderungen unseres Gemütszustandes geben uns eindeutige Hinweise auf die benötigte Essenz, und das häufig schon lange bevor körperliche Beschwerden auftreten.«

Bach war also ein Begründer der psychosomatischen Medizin. Negative Gedanken, Schock, Angespanntheit oder Streß haben einen direkten Einfluß auf körperliche Vorgänge. Die Psycho-Neuro-Immunologie erforscht diese Zusammenhänge.

So hat z. B. Streß einen großen Einfluß auf das Immunsystem. Die Bach-Blüten beheben die Ursache der Erkrankung und die Begleiterscheinungen verschwinden dann ganz von selbst, oder sie lösen im Sinne von Prophylaxe eine bestehende Disharmonie auf, und die Krankheit hat keinen Boden mehr, auf dem sie gedeihen könnte.

Agrimony

Agrimonia eupatoria

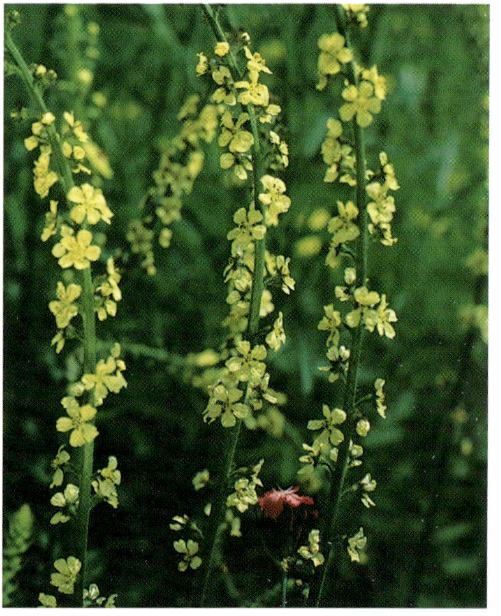

Gewöhnlicher Odermennig

Vorkommen: fast ganz Europa, in lichten Wäldern, Hecken, Wegrändern, auf Wiesen
Blütezeit: Juni bis September

Bestimmung: Der Odermennig gehört zu den Rosengewächsen. Die Staude wird bis zu 1,5 m hoch. Der Stiel und die Blätter sind behaart. Die fünfblättrigen gelben Blüten sind sehr kurz gestielt.
In der Pflanzenheilkunde findet es bei Magen-, Darm-, Galle- und Leberleiden Anwendung.
Der Odermennig gehört zu den zwölf Heilern, die Dr. Bach im Sommer 1930 in Norfolk fand.

Eigenschaft: **Agrimony** – Qual
Bach schreibt: »Dieses Mittel bringt all denjenigen Linderung, die körperliche oder geistige Qualen leiden. Es bringt ihnen Frieden.«

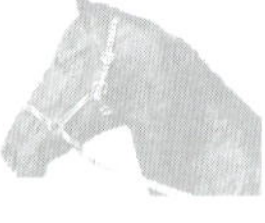

Pferd: Pferde, die Agrimony benötigen, stehen unter großem Druck. Sie wollen ständig beschäftigt werden. Das lenkt sie von ihrer drängenden Unruhe ab. Allein in der Box kann man oft ruheloses Hinundherlaufen beobachten.
Dem Reiter gegenüber verhalten sie sich häufig sehr unkompliziert und gehorsam. Das Agrimony-Pferd will Konflikten aus dem Weg gehen. Eigene Bedürfnisse werden unterdrückt. Das birgt eine gewisse Sprengkraft. Ich überlege mir

immer sehr gut, ob ich diese Blüte schon in die erste Mischung gebe. Oft muß man Pferd und Reiter erst auf Agrimony vorbereiten.
Organisch zeigt sich die innere Anspannung oft an der Haut. Die Haut ist das größte Organ und hat direkten Kontakt mit der Außenwelt. Bei Hauterkrankungen, die nicht allergischer Natur sind, sollte man immer an Agrimony denken. Ich habe diese Blüte schon mehrfach bei Fohlen mit Warzenbefall eingesetzt. Auch bei Hautrötungen und Schuppenbildung zeigt diese Blüte oft eine gute Wirkung.

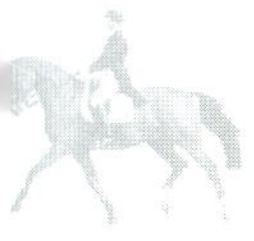

Reiter: Der Agrimony-Reiter hat ständig Termine und Verabredungen, denn in der Ruhe kommen die Gedanken. Wenn es schwer ist, einen Behandlungstermin auszumachen und Argumente hervorgebracht werden wie: »Am Montag spiele ich Squash und danach habe ich ein Theaterabo. Am Dienstag habe ich meinen Bridge-Abend …«, habe ich die Erfahrung gemacht, daß es sich dabei meist um einen Agrimony-Reiter handelt. Nach außen erscheint er fröhlich, und im Verein ist er sehr beliebt. Auf Festen kann er die ganze Gesellschaft unterhalten. Unter dieser Maske wundert er sich manchmal, warum alle glauben, daß es ihm gutgeht. Nachts knirscht der Agrimony-Reiter oft mit den Zähnen, da sein Unterbewußtsein nun alle verdrängten Konflikte bearbeitet. Manchmal leidet er unter Alpträumen.

Agrimony hilft Pferd und Reiter, Konfliktfähigkeit zu erlangen.

ASPEN

Populus tremula

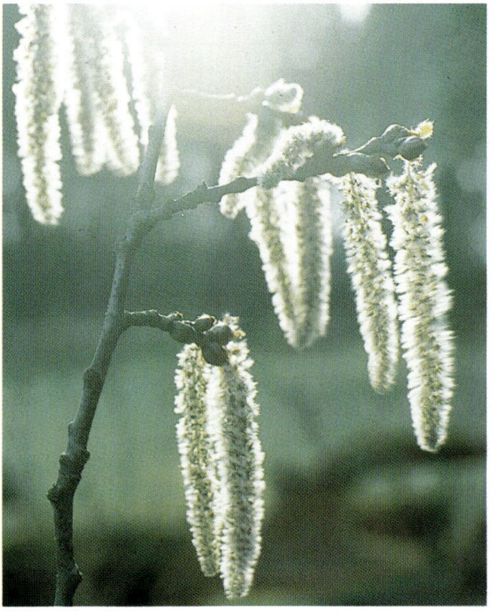

Espe

Vorkommen: Europa, Nordasien, Nordafrika, in lichten Laubmischwäldern, an Waldrändern, in Mooren
Blütezeit: Februar bis April

Bestimmung: Die Espe oder auch Zitterpappel gehört zu den Weidengewächsen. Der bis zu 10 m hohe Baum hat eine schwarzgraue, borkige Rinde. Die Blätter sind langgestielt und fast kreisrund. Schon ein leichter Lufthauch bringt die Blätter in zitternde Bewegung. Männliche und weibliche Espenblüten befinden sich auf einem Baum, und beide werden zur Herstellung der Essenz verwendet. In der Homöopathie findet die Espe Anwendung bei Blasenkatarrh und Verdauungsbeschwerden.

Eigenschaft: Aspen – Vage Ängste
Bach schreibt: »Vage Ängste vor unbekannten Dingen, die sich nicht begründen oder erklären lassen. Trotzdem kann der Patient Angst davor haben, daß etwas Schreckliches passiert, ohne zu wissen, was dies sein könnte. Diese unbestimmten, unerklärlichen Ängste können ihn Tag und Nacht verfolgen. Die so Leidenden fürchten sich oft, über ihre Nöte zu sprechen.«

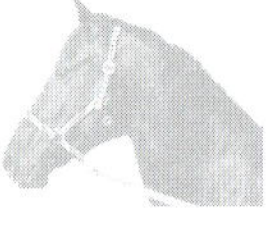

Pferd: Aspen gehört zu den fünf Angstblüten. Pferde, die Aspen benötigen, leiden unter psychischen Ängsten unbekannten Ursprungs, die nicht erklärbar sind und irgendwie unsinnig erscheinen. Das steht im Gegensatz zu den »weltlichen« Äng-

sten von Mimulus, der Angst vor faßbaren Dingen wie Schmerzen, Alleinsein, Schmied, Tierarzt ...
Aspen ist eine Blüte, die eher für blütige Pferde gebraucht wird. Ich habe aber auch schon Islandpferde mit dieser Blüte behandelt. Es scheint, als hätten diese Pferde eine Haut zuwenig. Jede Veränderung in ihrer Umgebung oder im Reitgelände läßt sie scheuen oder sogar in Panik ausbrechen. Nicht von ungefähr gibt es den Ausdruck: zittern wie Espenlaub.
Typische Symptome bei einem Pferd, das Aspen benötigt, sind gehetzter Blick, Schwitzen (Angstschweiß), Zittern (Zitterpappel) und Nervosität.
Wenn der Reiter ängstlich und angespannt ist, übernimmt das Pferd diesen Zustand, da diese Pferde sehr sensitiv sind. Sie erspüren diese feinstofflichen Schwingungen.

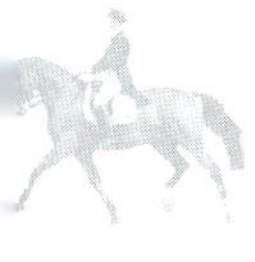

Reiter: Der Aspen-Reiter hat ständige Erwartungsängste, daß ein Unglück geschehen könnte. Diese Ängste können auch durch Träume verursacht sein. Charakteristisch ist auch die Angst vor der Angst und die Angst in der Dunkelheit (dunkler Stall, dunkle Ecken).
Typische Symptome: Schwitzen, Zittern, Gänsehaut, Reden im Schlaf und Kopfschmerzen.

Aspen verhilft Pferd und Reiter zu Vertrauen und Unerschrockenheit.

Beech

Fagus sylvatica

Buche

Vorkommen: in ganz Deutschland, Laubwälder – bevorzugt kalkhaltigen Boden
Blütezeit: April und Mai

Bestimmung: Die Buche gehört zu den Buchengewächsen und wird bis zu 30 m hoch mit ausladender Krone. Die Rinde ist glatt und grau.
Männliche und weibliche Blüten befinden sich am selben Baum. Zur Essenzherstellung werden beide verwendet.
In der Homöopathie werden die Bucheckern bei Kopfschmerzen und Speichelfluß verwendet.

Eigenschaft: Beech – Intoleranz
Bach schreibt: »Für jene, die das Bedürfnis haben, in allem, was sie umgibt, besonders das Gute und Schöne zu sehen. Und obwohl vieles offensichtlich falsch ist, haben sie doch die Fähigkeit, das Gute im Inneren zu erkennen. So achten sie darauf, toleranter, nachsichtiger und verständnisvoller gegenüber den verschiedenen Weisen zu sein, in denen jeder einzelne und alles sich seiner jeweiligen Vollendung nähert.«

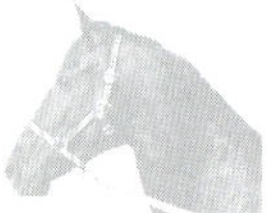

Pferd: Pferde, die Beech benötigen, haben oft Probleme in ihrem Herdenverband oder mit ihrem Reiter. Sie sind reizbar wegen Kleinigkeiten und wollen alles auf ihre Weise durchführen. Abweichungen werden nicht toleriert. Dieses Festhalten an den eigenen Vorstellungen führt zu Verspannungen in der Muskulatur und manchmal auch im Kiefergelenk. Beech ist zudem die wichtigste Blüte in der Allergiebehandlung. Die Allergie ist eine Überreaktion auf einen als feindlich erkannten Stoff. »Ich toleriere nicht.« Das körpereigene Abwehrsystem ist für das Überleben sehr wichtig. Es werden Antikörper gegen Antigene gebildet, was körperlich gesehen einer sinnvollen Verteidigung gegen Eindringlinge entspricht.

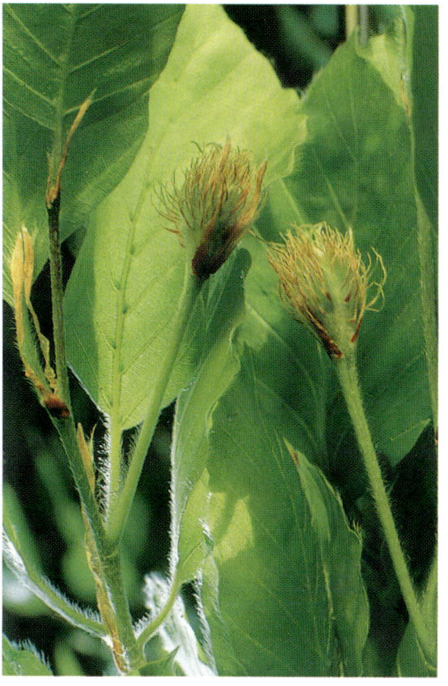

Bei einer Allergie wird diese an sich sinnvolle Verteidigung stark übertrieben.
Ich setze Beech beim Sommerekzem ein, bei Futtermittelallergie (nimmt bei Tieren sehr stark zu), bei Stauballergie und bei Insektenstichallergie.

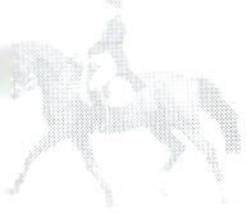

Reiter: Der Beech-Reiter ist sehr kritisch und erkennt sehr schnell Fehler und Schwächen bei seinen Mitmenschen und bei seinem Pferd. Er ist sehr anspruchsvoll in Bezug auf Genauigkeit, Ordnung und Disziplin. Wie oben beschrieben, neigt auch der Reiter zu Allergien – manchmal sogar zur Pferdehaarallergie. Hier bringt Beech häufig Hilfe.

Tip! Zusätzlich setze ich gern homöopathische Mittel ein:

- **Apis mellifica** (Honigbiene): bei Allergie gegen Insektenstiche mit ödematöser Schwellung.
- **Cardiospermum halicacabum** (Ballonrebe): bei Sommerekzem – gibt es auch als Salbe von der DHU.
- **Galphimia glauca** (Galphimia): zur Umstimmung von Allergien der Atemwege, z. B. bei Heuallergie; oder das Kombinationspräparat Heuschnupfenmittel DHU.

Beech hilft Pferd und Reiter, andere zu akzeptieren und unterschiedliche Wege anzuerkennen.

Centaury

Centaurium erythea

Tausendgüldenkraut

Vorkommen: Europa, Asien, Nordafrika
Blütezeit: Juli bis September
Das echte Tausendgüldenkraut gehört zu den Enziangewächsen.

Bestimmung: Tausendgüldenkraut ist geschützt! Nicht sammeln!
Die kahle Pflanze wird ungefähr 30 cm hoch. Der Stengel ist einfach und erst im oberen Teil verzweigt. Die unteren Blätter sind in einer Rosette angeordnet und schmal eiförmig. Der Blütenstand ist eine rosafarbene Trugdolde.
In der Medizin wird das Tausendgüldenkraut bei Verdauungsbeschwerden, Appetitlosigkeit und bei Leber- und Gallenstörungen verwendet. Als Bestandteil von Bitterschnäpsen findet es oft Verwendung.

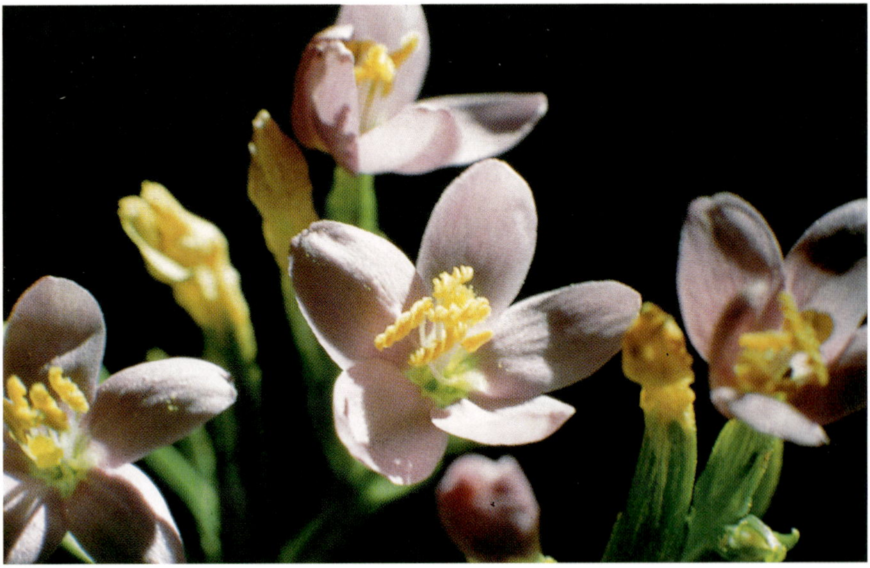

Eigenschaft: Centaury – fehlende Abgrenzung

Bach schreibt: »Für jene freundlichen, ruhigen, sanften Menschen, die überängstlich darauf bedacht sind, anderen zu dienen. Bei all ihren Anstrengungen überschätzen sie ihre Kraft. Sie leben in ihrem beflissenen Streben, daß sie mehr zu Sklaven als zu willigen Helfern werden. Ihre gute Art verleitet sie, mehr zu tun, als ihre Aufgabe wäre, und dabei könnte ihr eigenes Lebensziel vernachlässigt werden.«

Pferd: Pferde, die Centaury brauchen, sind oft sanft, ruhig, willensschwach und fügsam. Sie ordnen sich einer stärkeren Persönlichkeit unter. In der Herde nehmen diese Pferde eine untergeordnete Position ein. Dem Reiter ordnen sie sich gefügig unter, bieten sich förmlich an. Centaury-Zustände findet man häufig bei Turnierpferden. Das Pferd versucht immer, die an ihn gestellten Anforderungen zu erfüllen. Das Pferd ist eher selbsternannter Sklave als Partner des Reiters. Die Unfähigkeit, »NEIN« zu sagen, spiegelt sich in immer wiederkehrenden Infekten wider.

Die tiefere Ursache ist die Unfähigkeit, zu Bakterien, Viren, Pilzen »NEIN« zu sagen. »Ich dulde keine Invasion.« Bei Pferden mit wiederkehrenden Infekten und/oder Erregerwechsel habe ich diese Blüte erfolgreich eingesetzt.

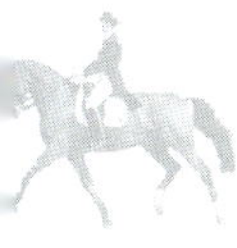

Reiter: Der Centaury-Reiter läßt sich oft beherrschen. Fatal ist die Kombination Centaury-Vine. Bei einem Vine-Pferd (starker Durchsetzungswille) braucht der Reiter dringend Unterstützung durch Centaury. Das Pferd macht sonst nur noch, was es will.

Der Centaury-Reiter kann unter einem Helfersyndrom leiden. Jeder an ihn herangetragenen Bitte zeigt er sich aufgeschlossen. Jeder Mensch ist aber nur begrenzt belastbar. Wiederkehrende Infekte und Schulter- und Rückenleiden (Tragen einer Last – Ich lasse mir zuviel aufladen) sind typische Symptome.

Centaury hilft Pferd und Reiter, das Leben selbst zu gestalten.

Cerato

Ceratostigma willmottiana

Bleiwurz

Vorkommen: Asien und als importierte Art
Blütezeit: August bis Oktober
Die Bleiwurz wird in Gärten – übrigens auch in Bachs Garten in Sotwell – als Zierstrauch kultiviert.

Bestimmung: In England wird dieser Strauch etwa 1 m hoch. Die blauen Blüten sind auf Trauben von braunen, stacheligen Deckblättern angebracht, auf denen aufeinanderfolgend ein paar Blüten sitzen, wovon jede nur einen Tag blüht.

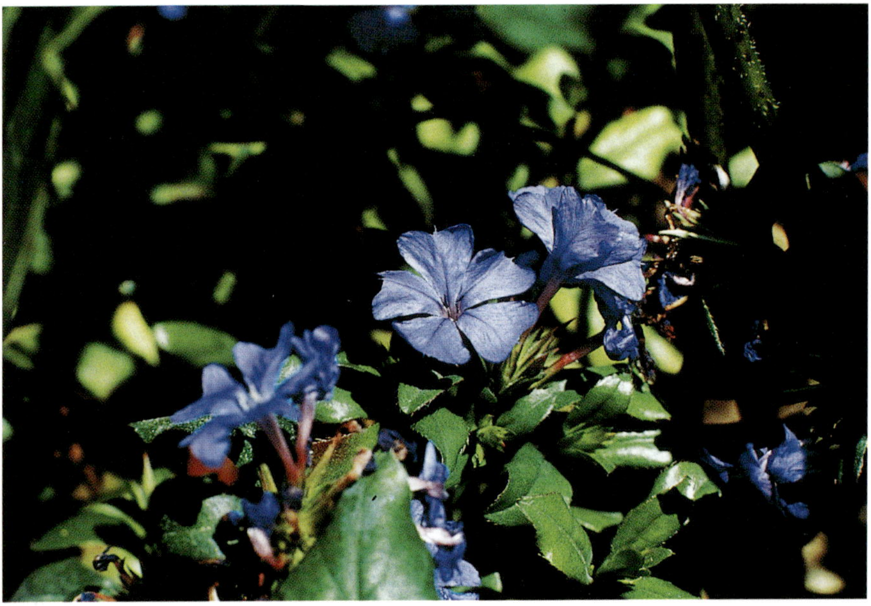

Eigenschaft: Cerato – Unsicherheit

Bach schreibt: »Für jene, die überhaupt kein rechtes Interesse am Leben zu haben scheinen, die nicht viel Vertrauen oder Zutrauen zu sich selbst besitzen. Immer fragen sie verschiedene Leute um Rat, befolgen diesen aber nicht und sind nie ganz zufrieden, die erforderliche Antwort erhalten zu haben. Oft wünschen sie Dinge zu tun, die töricht scheinen.«

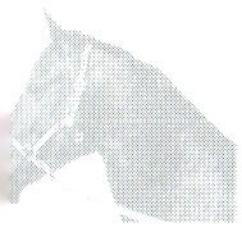

Pferd: Pferde, die Cerato brauchen, sind oft willensschwach und wechselhaft. Cerato gehört zu den Bach-Blüten bei Unsicherheit. Das Pferd trifft keine eigenen Entscheidungen, sondern fragt beim Reiter an, was es tun soll. Dies gilt vor allem für junge Pferde. Das Cerato-Pferd ist in der Herde rangniedrig, da es sich schnell unterbuttern läßt.

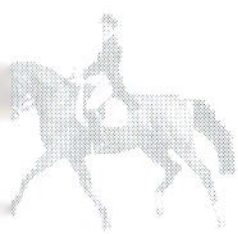

Reiter: Der Centaury-Reiter besitzt Intuition, zweifelt aber an seinen eigenen Fähigkeiten. Indem er dem Rat anderer folgt, ist er imstande, törichte Dinge zu tun. Wenn er dann merkt, daß der fremde Rat falsch ist, sagt er sich: »Ich wußte es besser.« Der Cerato-Reiter probiert vieles aus: verschiedene Reitweisen, Sättel, Zäumungen und Gebisse ... Mag sein, daß er auch sehr oft das Pferd wechselt. Er probiert eins nach dem anderen, immer auf dem letzten Stand der Empfehlung.

Cerato verhilft Pferd und Reiter zu ruhiger Gewißheit. Sie sind sich ihrer Intuition gewiß und trauen sich zu, unbeeinflußt von gegenteiligen Ratschlägen zu handeln.

Cherry Plum

Prunus cerasifera

Kirsch-Pflaume

Vorkommen: Heimat Südost-Europa, Asien, angepflanzt in ganz Europa
Blütezeit: März bis Mai
Die Kirsch-Pflaume gehört zu den Rosengewächsen. Der Baum wird bis zu 8 m hoch. Oftmals werden mit ihm Hecken gebildet. Die Blüten sind reinweiß und fünfblättrig mit zahlreichen hervorstehenden Staubgefäßen.
Cherry Plum ist Bestandteil der Notfalltropfen.

Eigenschaft: Cherry Plum – Angst, die Kontrolle zu verlieren
Bach schreibt: »Furcht, den Verstand zu verlieren, oder daß man gefürchtete, schreckliche Dinge tun könnte, die man nicht will und als falsch erkennt, während man trotzdem den Impuls spürt, sie zu tun.«

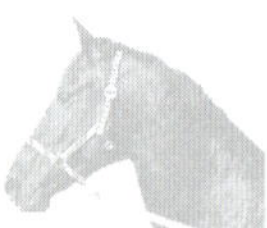

Pferd: Cherry Plum gehört zu den fünf Angstblüten. Pferde, die Cherry Plum benötigen, haben häufig eine Zeit anhaltender seelischer Qual oder starker körperlicher Schmerzen hinter sich, z. B. Pferde, die einen langen Schlachttransport durchmachen mußten; Pferde, die lange nicht artgerecht in einem engen Stall eingesperrt waren; Pferde, die mißhandelt wurden; Stuten, die eine Totgeburt hatten; Pferde, die einen Unfall hatten und nun länger in der Box stehen müssen; Pferde, die über einen längeren Zeitraum von Herdenmitgliedern traktiert wurden; Pferde, die den Anforderungen im Leistungssport eigentlich nicht gewachsen sind... Diese Pferde stehen unter großer innerer Anspannung. Sie wirken verkrampft und übernervös. Ihre Lebensenergie ist reduziert und sie wirken sehr niedergeschlagen. Es ist, als ob ein dunkler Umhang um sie läge. Manchmal zeigen sie überschießende Reaktionen.

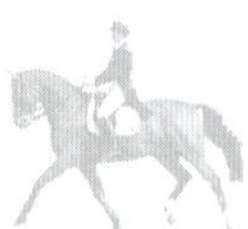

Reiter: Der Cherry Plum-Reiter ist verzweifelt. Er hat Angst davor, verrückt zu werden. Unter geistigem Streß neigen wir dazu, die Kontrolle zu verlieren. In die-

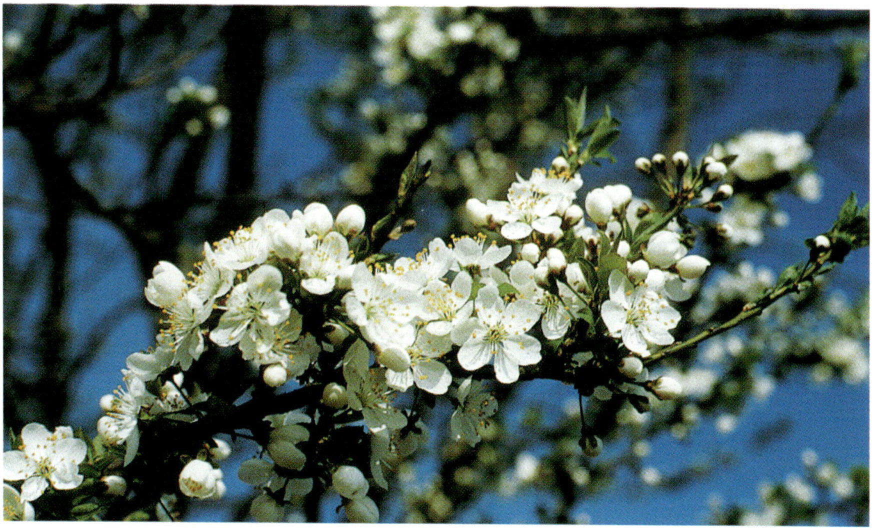

sem Zustand liegt die Angst verborgen, schreckliche Dinge zu tun. Der Cherry-Plum-Reiter leidet unter zwanghaften Ängsten. Manchmal denkt er in seiner Hoffnungslosigkeit an Selbstmord.

Eine Patientin von mir, die zu Hause viele Tiere versorgte (einen Haflinger, Pflegepferde, Meerschweinchen, Kaninchen, Katzen), litt unter Angstneurosen und Wahnvorstellungen. Sie hatte alle Messer aus ihrem Haus verbannt, da sie Angst hatte, sie könne ihren Tieren (die sie im übrigen sehr liebte) etwas damit antun. Die Einnahme von Cherry Plum über einen längeren Zeitraum befreite sie von diesem Zustand.

In einem anderen Fall kam eine langjährige, sehr kontrolliert wirkende Patientin zu mir, die kurz zuvor ihre Mutter verloren hatte. Nebenbei erzählte sie mir, daß ihr Verlaßpferd bei den beiden letzten Ausritten über eine weite Strecke unkontrolliert durchgegangen war. Nachdem beide eine Woche Cherry Plum eingenommen hatten, verschwand die Symptomatik. In diesem Fall lebte das Pferd die Gefühle für die Reiterin aus.

Cherry Plum bringt Pferd und Reiter Ruhe, Gleichgewicht und Kontrolle über jede Situation. Die Betroffenen erlangen Stabilität und Erdung.

Chestnut Bud

Aesculus hippocastanum

Roßkastanienknospen

Vorkommen: Heimat-Südosteuropa, Kaukasien, angepflanzt und gelegentlich verwildert
Blütezeit: je nach Wetter April oder Mai

Bestimmung: Die Roßkastanie ist ein bis über 30 m hoher Baum. Die Borke ist graubraun. Die Blätter sind 5- bis 7zählig gefingert. Die Knospen sind klebrig. Die Blüten sind in aufrechten kegelförmigen Rispen angeordnet.
In der Schulmedizin und in der Homöopathie werden Auszüge aus dieser Pflanze bei Erkrankungen des Gefäßsystems wie Krampfadern, Hämorrhoiden, venöse Stauungen, Durchblutungsstörungen und Frostschäden eingesetzt.

Eigenschaft: Chestnut Bud – Lernschwierigkeiten
Bach schreibt: »Für jene, die aus ihren Erfahrungen und Beobachtungen nicht genügend zu lernen scheinen und länger als andere brauchen, um die Lektionen des täglichen Lebens zu begreifen. Während bei manchen Menschen eine einzige Erfahrung genügt, ist es für diese notwendig, mehrere zu erleben, bis sie die notwendige Lektion gelernt haben. So sehen sie sich zu ihrem eigenen Bedauern gezwungen, bei verschiedenen Gelegenheiten den gleichen Fehler zu wiederholen, während ein Mal genügt hätte oder die Beobachtung anderer ihnen diesen Fehler ersparen könnte.«
Chestnut Bud gehört zu den Blüten für jene, die nicht genügend Interesse an der Gegenwartssituation haben. Es gelingt ihnen nicht, ihre jetzigen Handlungen auf die Basis vergangener Erfahrungen zu stellen.

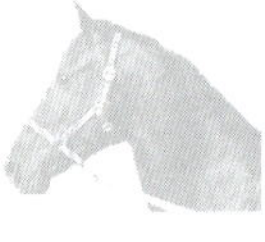

Pferd: Pferde, die Chestnut Bud benötigen, zeigen eine auffällige Lernschwäche. Lektionen, die man schon ein Dutzend Mal mit ihnen geübt hat, werden immer wieder falsch gemacht. Bei jungen Pferden, die ja wirklich viel lernen müssen, wird diese Blüte nur bei sich wiederholender Unaufmerksamkeit und Ungeschicklichkeit eingesetzt. Die Pferde machen einen ruhelosen Eindruck, und es entsteht das Gefühl, daß sie nicht im Hier und Jetzt sind. Ich setze die Blüte gern bei sich immer wiederholenden Erkrankungen ein wie z. B. Entzündungen, Kolik bei Wetterwechsel …

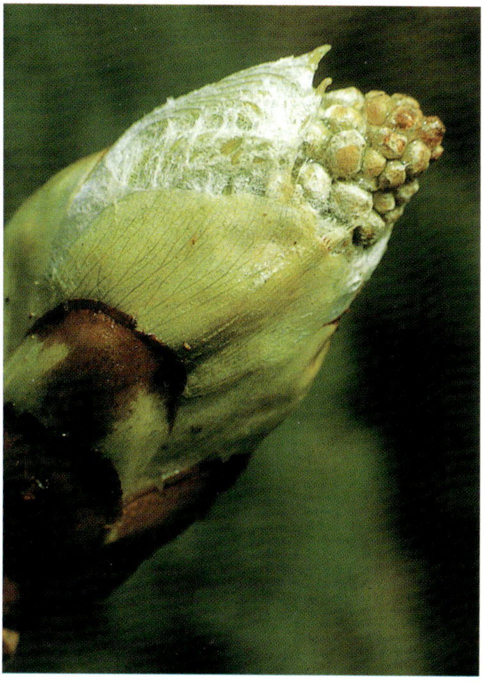

Reiter: Der Chestnut-Bud-Reiter scheint aus dem Erfahrenen keine Erfahrung zu gewinnen. Der Grund kann in einer gewissen Gleichgültigkeit liegen. Vielleicht ist es auch ungeduldige Unaufmerksamkeit oder mangelnde Beobachtung. Er versucht die Vergangenheit zu vergessen (Honeysuckle ist bemüht, sich an die Vergangenheit zu erinnern). Vergessen kann angenehm sein, aber solange nicht aus den Fehlern der Vergangenheit gelernt wird, besitzt er nichts, was ihm in der Gegenwart hilfreich ist.
Chestnut Bud ist eine große Hilfe bei Schulkindern, die es z. B. nie schaffen, pünktlich zum Unterricht zu kommen, oder die immer die gleichen Worte falsch schreiben.

Chestnut Bud verbessert die Selbstwahrnehmung. Verhaltensweisen, die nicht mehr nützlich sind, können verabschiedet werden.

Chicory

Cichorium intybus

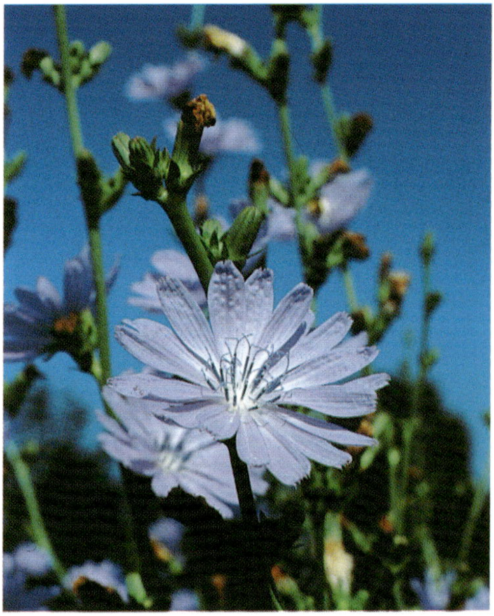

Zichorie oder auch Wegwarte

Vorkommen: Fast ganz Europa, Asien und Nordwestafrika, an Weg- und Ackerrändern, auf Ödland und Weiden
Blütezeit: Juli bis Oktober

Bestimmung: Die Wegwarte gehört zu den Korbblütlern. Die ausdauernde, sparrig verzweigte Pflanze wird etwa 1,2 m hoch. Die blauen Blütenkörbchen sitzen einzeln in den Achseln von Hochblättern. Die Blüten blühen nur einen Tag lang. Es ist die Farbintensität, die uns auf die Wegwarte aufmerksam macht. Das klare reine Blau gilt als die Farbe der geistigen Entwicklung und der Hingabe.
Aus der fleischigen Wurzel von Kultursorten (var. sativum) wird durch Rösten Zichorien-Kaffee gewonnen. Die Blätter der var. foliosum werden als Salat und Gemüse (Chicoree) verwendet.
In der Medizin kann die getrocknete Droge bei Appetitlosigkeit und Völlegefühl eingesetzt werden.

Eigenschaft: Chicory – Manipulation
Bach schreibt: »Für jene, die sich sehr um das Wohl und die Bedürfnisse anderer Menschen bekümmern und dazu neigen, sich zu sehr um Kinder, Angehörige, Freunde etc. zu sorgen, bei denen sie immer etwas finden, das sie in Ordnung zu bringen hätten. Sie sind ständig dabei, besser zu machen, was sie meinen korrigieren zu müssen, und fühlen sich dabei wohl. Sie haben den innigen Wunsch, daß jene, um die sie sich kümmern, in ihrer Nähe sind.«

Chicory gehört zu den Blüten für jene, die um das Wohl anderer allzu besorgt sind.

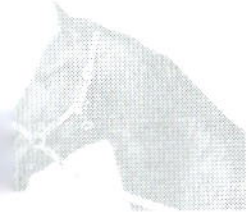

Pferd: Pferde, die Chicory benötigen, wollen immer gern im Mittelpunkt der Aufmerksamkeit stehen. Sie zeigen ein starkes Verlangen nach Zuwendung. Wenn etwas nicht nach ihrem Kopf geht, reagieren sie empfindlich und beleidigt. Anderen Herdenmitgliedern gegenüber versuchen sie Macht auszuüben.
Stuten umsorgen ihre Fohlen übertrieben. Ihr Schutztrieb ist zu stark ausgeprägt. Meine Stute Drifa zeigte sich sehr nachtragend, als ich zum erstenmal, seit ich sie hatte, für vier Wochen in Urlaub fuhr. Wieder zurück, ignorierte sie mich völlig. Sogar Äpfel und Möhren verschmähte sie. Sie ließ sich nicht mehr einfangen, und ich mußte sie fast von der Weide tragen. Erst die Gabe von Chicory brachte Besserung.
Ein anderes Pferd, das ich in Behandlung hatte, wurde immer krank, wenn seine Besitzerin in Urlaub fuhr. Klarer Fall für Chicory.

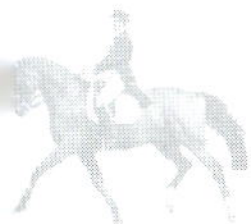

Reiter: Der Chicory-Reiter ist sehr besitzergreifend. Menschen und Tiere, die er mag, möchte er um sich haben. Ihr Leben will er kontrollieren und bestimmen – im Regelfall zu seinem eigenen Vorteil. Er spricht viel von Pflichten. Der Chicory-Typ gibt sehr viel, aber er möchte etwas dafür wiederhaben und auch bestimmen, was er dafür bekommt.
»Denk nur, was ich schon alles für dich getan habe ...«
»Ich komme täglich, um auszumisten, dich zu füttern und zu putzen, und du wieherst nicht mal zu meiner Begrüßung.«

Chicory hilft Pferd und Reiter, selbstlose Liebe zu entwickeln.

Clematis

Clematis vitalba

Gemeine Waldrebe

Vorkommen: Süd- und Mitteleuropa, Westasien, in Wäldern und Gebüschen
Blütezeit: Juni bis September

Bestimmung: Die Waldrebe gehört zu den Hahnenfußgewächsen. Der lianenartig kletternde Strauch hat bis zu 30 m lange vierkantige Stengel. Die Blätter sind gegenständig, die Blütenstände end- und blattachsenständig. Sie bilden duftende Scheindolden. Die Farbe der Blüten ist milchigweiß. Im Herbst zeigt die Clematis den flauschigen »Greisenbart«. Nicht zu verwechseln mit der Zierclematis im Garten.
In der Homöopathie wird die Clematis bei Geschwüren verwendet.

Eigenschaft: Clematis – Tagträumerei
Bach schreibt: »Für jene, die verträumt, schläfrig, nicht ganz wach sind und kein großes Interesse am Leben haben. Ruhige Menschen, die nicht ganz froh mit den gegenwärtigen Umständen sind und mehr in der Zukunft als im Jetzt leben; sie

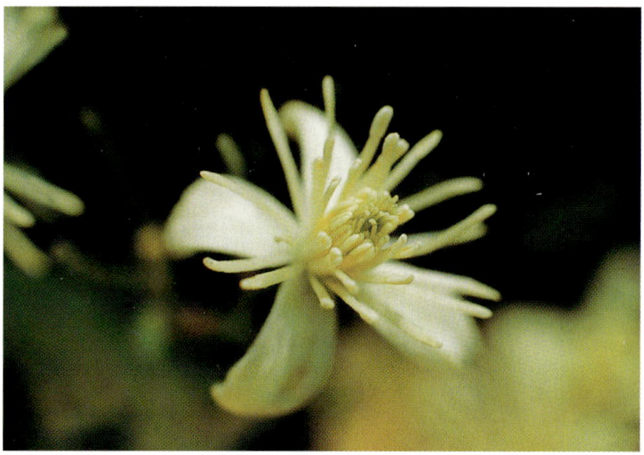

leben ihre Hoffnung auf glücklichere Zeiten, in denen ihre Ideale wahr werden könnten. Im Krankheitsfalle machen manche von ihnen sich kaum oder gar keine Mühe, wieder gesund zu werden, und einige Fälle scheinen sich sogar auf den Tod zu freuen, in Erwartung besserer Zeiten – oder vielleicht in der Hoffnung, jemandem wiederzubegegnen, den sie durch den Tod verloren hatten.«
Clematis gehört zu den Blüten für jene, die nicht genügend Interesse an der Gegenwartssituation haben.

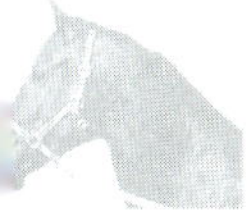

Pferd: Pferde, die Clematis benötigen, wirken teilnahmslos und verträumt. Sie wirken, als wären sie nicht ganz im Hier und Jetzt. Beim Reiten wirken sie oft unkonzentriert. Typisch ist auch eine gewisse Ungeschicktheit. Die Pferde dösen viel und machen einen schläfrigen Eindruck. Wenn sie krank werden, entwickeln sie keinen Drang gesund zu werden. An sie gestellte Aufgaben führen sie oft desinteressiert aus.
Clematis ist wie Chestnut Bud eine gute Lernblüte.

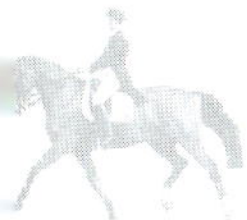

Reiter: Der Clematis-Reiter ist oft sehr blaß. Er ist ein Tagträumer und häufig geistesabwesend. Er lebt mehr in dem, was er sich zusammenphantasiert, als in dem, was ist. Unannehmlichkeiten gehen Clematis-Reiter aus dem Weg und ziehen sich in ihre Welt zurück – träumen vielleicht davon, ein berühmter Dressurreiter zu werden oder eine zweite Linda Tellington-Jones. Wenn sie krank werden, unternehmen sie nur wenig Anstrengungen gesund zu werden. Dr. Bach nannte das »eine höfliche Form des Selbstmordes«. Die Clematis-Reiter haben ein schlechtes Gedächtnis, weil sie mit ihren Gedanken oft weit weg sind. Dieser Mangel an Aufmerksamkeit hat häufig Auswirkungen auf das Seh- und Hörvermögen (z. B. Hörsturz oder Tinnitus). Clematis ist Bestandteil der Notfalltropfen, wegen ihrer guten Wirkung bei Ohnmachtsneigung und Bewußtlosigkeit.
Eine Reitfreundin von mir kam oft zu spät zu Verabredungen, weil sie in den falschen Bus eingestiegen war oder ihr Portemonnaie in einer anderen Jacke hatte und keine Buskarte lösen konnte oder sich einen anderen Termin gemerkt hatte ... Typischer Fall für Clematis.

Clematis hilft Pferd und Reiter, die Gegenwart zu erleben.

Crab Apple

Malus sylvestris

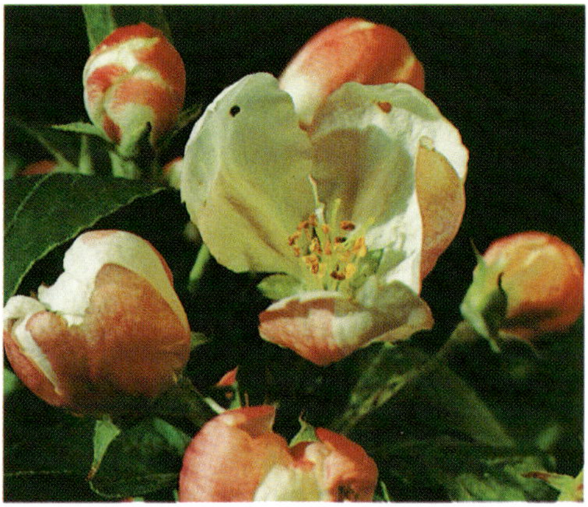

Holzapfel

Vorkommen: Gesamtgebiet Deutschland und Großbritannien, in trockenen Wäldern, Hecken und auf Lichtungen
Blütezeit: Mai

Bestimmung: Der Holzapfel gehört zu den Rosengewächsen. Der Baum wird bis zu 10 m hoch. Er steht häufig in einer kleinen Baumgruppe zusammen. Die Zweige sind dornig. Die Blätter sind eiförmig zugespitzt und gezähnt. Die Blüten sind fünfblättrig, weiß-rosa und duften stark. Die Äpfel sind goldgelb. Importierte Zierholzäpfel sind vom Holzapfel zu unterscheiden.
Äpfel gelten als gute Heilmittel. Sie wirken verdauungsfördernd und reinigend. In der letzten Zeit macht die Therapie mit Apfelessig von sich reden, zur Entschlackung und Reinigung.

Eigenschaft: Crab Apple – Unreinheit
Bach schreibt: »Dies ist ein Heilmittel zur Reinigung. Für jene, die das Gefühl haben, etwas nicht ganz Reines an sich zu haben. Oft ist dies etwas offensichtlich Unbedeutendes. Andere mögen eine weitaus ernstere Krankheit haben. Diese bleibt fast unbeachtet im Vergleich mit der einen Kleinigkeit, auf die sie ihre Aufmerksamkeit konzentrieren. In beiden Fällen sind sie jedoch ängstlich darauf bedacht, frei zu sein von jener einen bestimmten Angelegenheit, die ihr ganzes Denken mit Beschlag belegt und ihnen so wesentlich erscheint, daß sie davon geheilt werden wollen. Sie werden verzagt, wenn die Behandlung fehlschlägt. Als reinigendes Heilmittel kann diese Medizin auch Wunden säubern, wenn der Patient Grund zu der Annahme hat, daß Giftstoffe eingedrungen sind, die entfernt werden müssen.«

Crab Apple ist Bestandteil der Notfallcreme wegen eben dieser reinigenden und hautklärenden Eigenschaften.

Pferd: Pferde, die Crab Apple brauchen, sind oft sehr infektanfällig. Diese Blüte hilft bei der Entschlackung von Stoffwechselprodukten und unterstützt die Entgiftung. Bei Parasitenbefall habe ich Crab Apple erfolgreich eingesetzt (auch als Spray – siehe Seite 34). Ich setze es ebenfalls nach der Gabe von Medikamenten ein, z. B. nach der Wurmkur oder nach Antibiotikagabe. Somit ist Crab Apple **bei folgenden Symptomen** angezeigt:

- Herbstgrasmilbenbefall (zusammen mit Teebaumöl äußerlich angewendet)
- Wurmbefall
- Pilzinfektionen
- bakterielle und virale Infektionen
- Hauterkrankungen
- Vergiftungen (als Begleitmaßnahme)

Achtung: Dies ersetzt nicht die Diagnose und Therapie durch den Tierarzt! Zudem habe ich diese Blüte mit Erfolg bei Mutterstuten eingesetzt, die eine Abneigung gegen das Säugen haben.

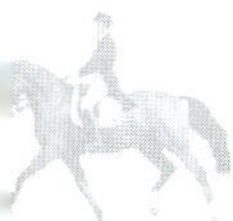

Reiter: Der Crab-Apple-Reiter kann sich in Details verlieren. Er verrennt sich in Kleinigkeiten und verliert den Blick für das Ganze. Er sieht vielleicht nicht die positive Entwicklung seines reiterlichen Könnens oder die gute Entwicklung seines Pferdes, weil ihn eine Kleinigkeit stört. Crab Apple wird von Menschen benötigt, die sich unrein fühlen. Sie verabscheuen ihre Körperabsonderungen wie z. B. Schweiß oder Menstruationsblut. Häufig haben sie eine Abneigung gegen Körperkontakt.

Ich habe schon mehrere Menschen mit Waschzwang mit der Kombination Crab Apple–Vine behandelt. Den übertriebenen Perfektionisten verschafft diese Blüte mehr Zeit zum Entspannen.

Crab Apple verhilft Pferd und Reiter zu Selbstliebe.

Elm

Ulmus procera

Ulme (auch englische Ulme genannt)

Vorkommen: Großbritannien, Irland, Frankreich, in Wäldern
Blütezeit: Februar und März

Bestimmung: Die Ulme wird bis zu 25 m hoch. Die englische Ulme bildet Wurzelschößlinge. Die Zweige sind bleibend behaart, ebenso die jungen Blätter. Die Ulmenblüten erscheinen vor den Blättern. Kleine rostfarbende Dolden winden sich um die Zweige.

Eigenschaft: Elm – eine Aufgabe liegt wie ein hoher Berg vor mir
Bach schreibt: »Für jene, die gute Arbeit leisten, der Berufung ihres Lebens folgen und hoffen, etwas Wichtiges zu vollbringen, das möglichst zum Wohle der Menschheit sei. Es gibt Zeiten, wenn sie niedergeschlagen sind und das Gefühl haben, die Aufgabe, die sie sich aufbürden, sei zu schwer, und ihre Erfüllung übersteige die menschliche Kraft.«

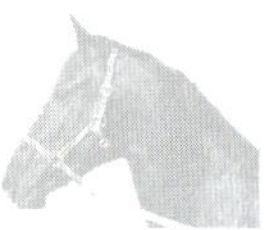

Pferd: Pferde, die Elm benötigen, leiden unter einer plötzlich auftretenden Schwäche – obwohl sie sonst sehr leistungsstark sind. Das Pferd, das gute Leistungen zeigt, ist auf einmal motivationslos, müde und erschöpft.
Ebenso finden sich Nervosität und Konzentrationsstörungen. Dieses Phänomen habe ich des öfteren bei Turnierpferden angetroffen. Kurz vor wichtigen Veranstaltungen geraten sie in ein Leistungstief (Wechselwirkung mit dem Reiter?).
Elm gehört zu den Kraftblüten und eignet sich nach meiner Erfahrung sehr gut zur Geburtsvorbereitung – vor allem, wenn es das erste Fohlen ist.

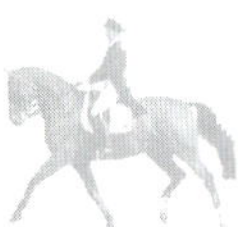

Reiter: Der Elm-Reiter ist leistungsfähig. Oft besetzt er wichtige Funktionen. Alle Personen, die aufgrund ihrer Fähigkeiten hohe Positionen besetzen, gehören zu dieser Kategorie. Der Rat von Elm-Reitern ist gefragt. Sie wissen, daß sie gute

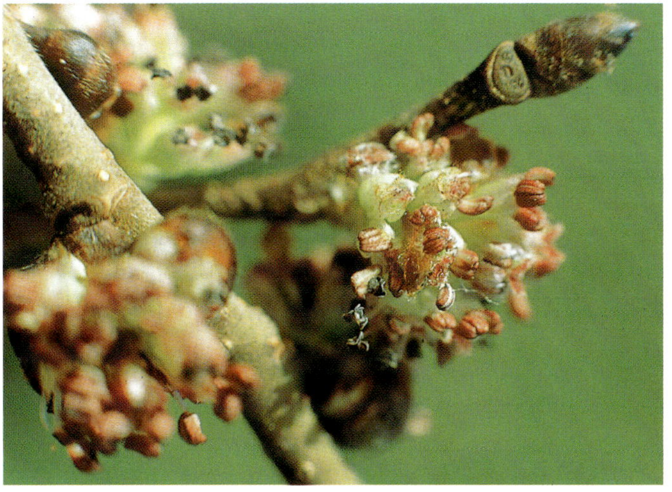

Arbeit leisten, doch es gibt Zeiten, wo die Verantwortung zu schwer auf ihren Schultern liegt.
Sie glauben dann, der schweren Aufgabe nicht gewachsen zu sein. Ich habe die Erfahrung gemacht, daß Elm keine so tiefgreifende Blüte ist. Nach Einnahme der Blütenessenz erlangt der Reiter rasch seine ursprüngliche Leistungsfähigkeit zurück.

Unterscheidung: Elm – Hornbeam – Olive
- **Elm:** vorübergehende Erschöpfung
- **Hornbeam:** geistige Erschöpfung
- **Olive:** geistige und körperliche Erschöpfung

Elm hilft Pferd und Reiter, das gelegentliche Gefühl von Unzulänglichkeit und Verzagtheit zu überwinden.

Gentian

Gentiana amarella

Bitterer Enzian

Vorkommen: England, verstreut im Gesamtgebiet Deutschland, auf kalkhaltigen Böden, auf Wiesen, in Mooren
Blütezeit: Juli bis Oktober

Bestimmung: Der Enzian ist eine zweijährige Pflanze, die im ersten Jahr eine Blattrosette hervorbringt. Im zweiten Jahr erscheint dann ein kurzer, blühender Stiel mit rötlich-violetten, glockigen Blüten. Sie sitzen in kleinen Büscheln im oberen Stengelteil. Die Blüte ist fünfblättrig, und ihr Kelch ist weiß umrandet. Gentiana amarella wird nicht wie andere Enzianarten in der Medizin (bei Verdauungsstörungen, siehe auch Enzianschnaps) oder in der Homöopathie verwendet.

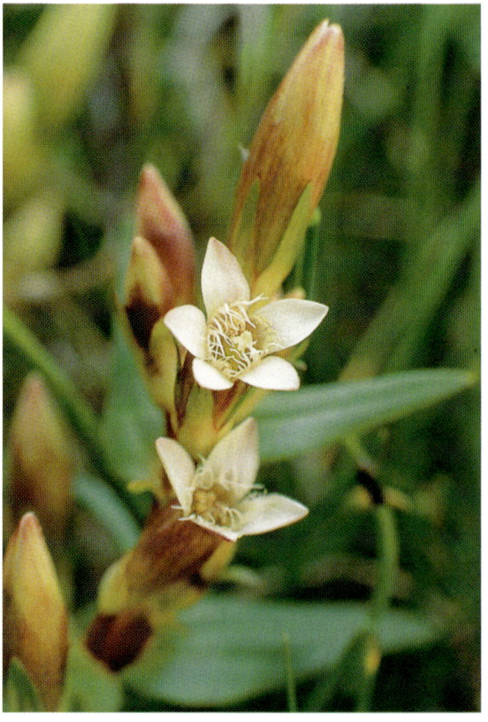

Eigenschaft: **Gentian** – Pessimismus
Bach schreibt: »Für jene, die sich leicht entmutigen lassen. Sie machten vielleicht schon gute Fortschritte in ihrer Krankheit oder den Angelegenheiten ihres täglichen Lebens, aber bereits die geringste Verzögerung oder das kleinste Hindernis läßt sie zweifeln und macht sie mutlos.«

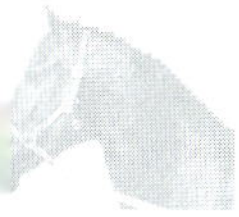

Pferd: Pferde, die Gentian brauchen, haben keine Zuversicht und keine Ausdauer. Oft sind es die sensiblen Pferde, die sich von einer schlechten Erfahrung so beeindrucken lassen, daß sie übertrieben entmutigt auf ähnliche Situationen reagieren. Sie haben kein Vertrauen in die eigenen Fähigkeiten. Das läßt sie übervorsichtig und unsicher sein. Ich habe oft erlebt, daß sowohl Pferd als auch Reiter Gentian benötigen.

Die Unsicherheit des Reiters überträgt sich auf das Pferd. »Den Sprung schaffe ich bestimmt wieder nicht.« »Mein Pferd geht bestimmt wieder durch, wenn es den Traktor dahinten sieht.« Die Kraft folgt dem Gedanken.

Gentian braucht das Pferd, wenn es eine langwierige Krankheit durchmacht. Die Rückfälle werden besser verkraftet.

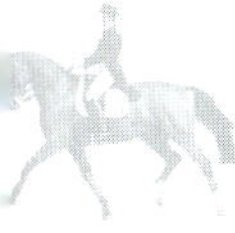

Reiter: Der Gentian-Reiter ist schnell entmutigt, wenn er sich vor Schwierigkeiten gestellt sieht. Bei Rückschlägen verzagt er schnell. Er erkennt nicht, daß es sein eigener Mangel an Vertrauen ist, der ihn hindert, Barrieren zu überwinden. Seine negativen Gedanken lassen genau die befürchteten Situationen eintreten. In vielen Dingen sieht er erst mal die negative Seite. »Das Glas ist halb leer.« Der Gentian-Reiter kann unter Depressionen leiden. Diese haben immer eine bekannte Ursache. Im Unterschied dazu kommt die Depression bei Mustard ganz plötzlich, wie eine dunkle Wolke, die genauso plötzlich wieder weiterzieht.

Gentian hilft Pferd und Reiter, Optimismus und Mut zu entwickeln.

Gorse

Ulex europaeus

Stechginster

Vorkommen: in ganz Europa, in Heide und Moor
Blütezeit: April bis Juli

Bestimmung: Der Stechginster ist ein bis zu 2,5 m hoher, wintergrüner Strauch. Er gehört zur Familie der Schmetterlingsblütler. Die Zweige sind mit kräftigen Dornen bestückt. Die Blüten sind goldgelb und duften intensiv.
Der Stechginster findet in Medizin und Homöopathie keine Anwendung.

Eigenschaft: Gorse – Hoffnungslosigkeit
Bach schreibt: »Sie sagen: ›Ich habe alles ausprobiert, und es hat keinen Sinn weiterzumachen; nichts kann mich heilen.‹ Sie haben aufgehört zu versuchen, sie haben sich ihrer Behinderung ergeben, sie beklagen sich nicht einmal mehr… Die Ursache ihrer Resignation besteht darin, daß irgendwann Angst oder

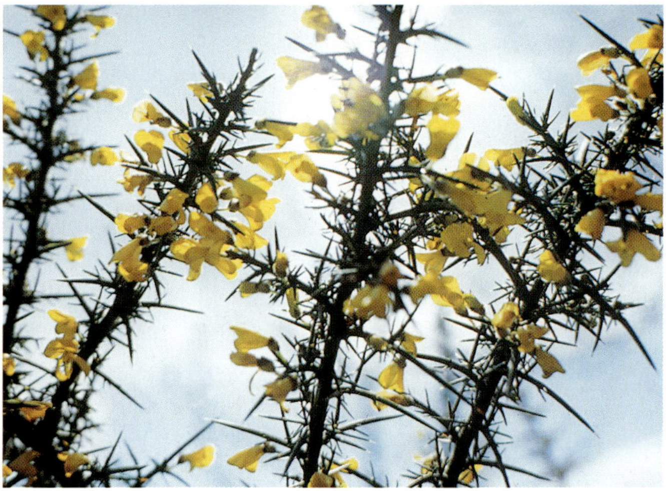

Schrecken oder Seelenqual sie dazu gebracht hat, die Hoffnung aufzugeben, so daß sie aufhörten, sich weiter zu bemühen …
Gorse ist für jene, die viel gelitten haben und deren Mut sozusagen versagt hat; für jene, die einfach nicht mehr das Herz haben, es noch einmal zu versuchen.«

Pferd: Pferde, die Gorse brauchen, haben eine langwierige Krankheitsgeschichte hinter sich oder leiden hintereinander an verschiedenen Erkrankungen. Es ist auch möglich, daß sie über einen längeren Zeitraum sehr schlechte Haltungsbedingungen zu ertragen oder in ihrem Herdenverband viel auszustehen hatten. Gorse kann auch bei häufigem Besitzerwechsel angezeigt sein. Die Pferde machen einen resignierten, kraftlosen Eindruck. Man hat das Gefühl, daß sie an ihrer Heilung nicht aktiv mitarbeiten. Mit viel Zuwendung und Bemühung durch den Reiter machen sie aber doch mal den Versuch. Nach meiner Erfahrung sind die Blüten Gentian/Gorse eine gute Kombination. Zusammen mit einer Kraftblüte wie Hornbeam oder Olive bringen sie bei schweren Fällen den Durchbruch.

Unterscheidung: Gorse – Sweet Chestnut

- **Gorse:** Man lebt bewußt oder unbewußt in dem Gefühl, daß nichts mehr Hilfe bringt, aber man läßt sich zu einem neuen Versuch überreden.
- **Sweet Chestnut:** Man steht unmittelbar vor der Resignationsgrenze.

Reiter: Der Gorse-Reiter wird von Verzweiflung, Hoffnungslosigkeit und Resignation geplagt. Er kann unter chronischer Depression leiden. Er glaubt, daß ihm nicht mehr zu helfen ist, aber er läßt sich zu einem neuen Anlauf überreden. Er ist jedoch von der Sinnlosigkeit des Versuchs überzeugt. Eine Patientin sagte zu mir: »Sie können mir ja sicher auch nicht helfen.« Der Gorse-Reiter ist häufig blaß und hat dunkle Ringe unter den Augen.

Gorse hilft Pferd und Reiter, den Lebenswillen wiederzufinden.

Heather

Calluna vulgaris

Heidekraut

Vorkommen: fast ganz Europa, in Heiden, Mooren, Kiefernwäldern, auf Sanddünen. Wächst auch auf nährstoffarmen und sauren Böden.
Blütezeit: Juli bis Oktober

Bestimmung: Das Heidekraut ist ein bis zu 1 m hoher Zwergstrauch mit reichverzweigten Stengeln und Ästen. Die Blätter sind immergrün und einander dachziegelartig deckend. Der Blütenstand ist dicht- und reichblütig. Die rosa und purpurnen Blüten sind vierblättrig.
In der Pflanzenheilkunde wird es als harntreibendes Mittel verwendet sowie äußerlich zu Waschungen bei Ekzemen.

Eigenschaft: Heather – Ichbezogenheit
Bach schreibt: »Für jene, die ständig Gesellschaft brauchen und suchen, weil sie es für notwendig halten, ihre eigenen Angelegenheiten mit anderen zu besprechen, ganz gleich, mit wem es auch sei. Sie sind sehr unglücklich, wenn sie einmal längere oder kürzere Zeit allein sein müssen ...
Für die großen, robusten, kräftigen, gutgebauten, vergnügten, herzlichen Menschen. Sie beschäftigen sich intensiv mit allen Einzelheiten ihrer Beschwerden und haben das Gefühl, daß jedes winzige Detail von großer Wichtigkeit sei. Im allgemeinen haben sie noch nicht viel Krankheit erlebt, und selbst ein kleines Wehwehchen kommt ihnen ernst vor.«

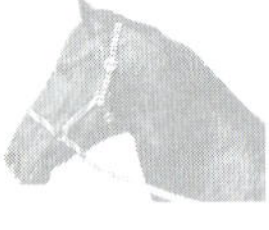

Pferd: Heather gehört zu den Bach-Blüten bei Einsamkeit. Pferde, die Heather brauchen, kann man mit einem bedürftigen Kleinkind vergleichen. Sie haben ein großes seelisches Bedürfnis nach Zuwendung und Nähe. Diese Pferde zeigen sehr aufdringliche und belästigende Verhaltensweisen. Wer kennt nicht die kleinen »Knöpfeabbeißer«? Sie suchen Körperkontakt und sind dabei absolut distanzlos.

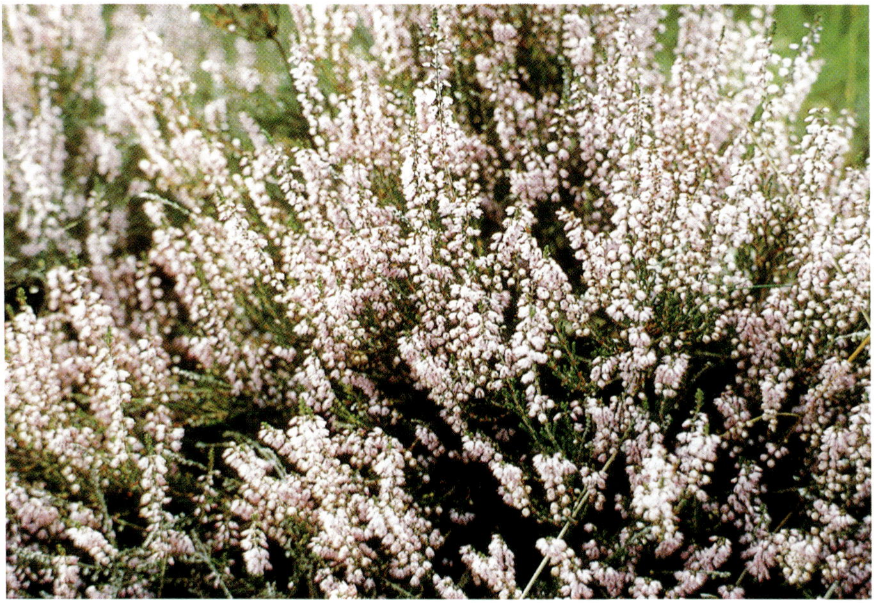

Heather-Pferde sind nicht gern allein. Wenn man sie einzeln hält, werden sie oft krank.
Wenn ein anderes Pferd aus der Herde herausgeholt wird, wiehern sie ihm lange hinterher; sie selbst kleben und lassen sich schlecht oder gar nicht aus einer Gruppe entfernen.

Reiter: Der Heather-Reiter ist ständig mit sich selbst beschäftigt. Er erzählt anderen von seinen Schwierigkeiten mit dem Reitlehrer, seinem Pferd, einem Mitreiter... wann immer er die Gelegenheit hat. Es ist schwer, seinen Redefluß zu unterbrechen. Heather-Reiter suchen Nähe. Bach hat sie mal als Kletten bezeichnet. Sie ziehen ihren Mitmenschen viel Energie ab. Centaury-Menschen mit ihrem Helfersyndrom sind geeignete Opfer für den Heather-Reiter. Von anderen Menschen wird er wegen dieser Eigenschaften gemieden und gerät in Isolation.

Heather verhilft Pferd und Reiter zu Unabhängigkeit.

Holly

Ilex aquifolium

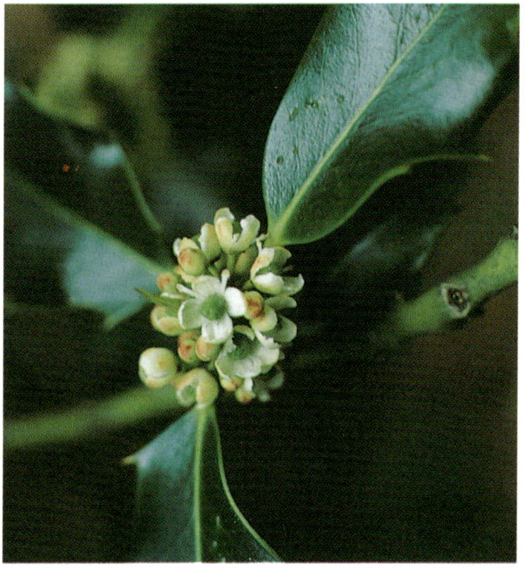

Stechpalme

Vorkommen: West- und Mitteleuropa, Westasien, in Wäldern, Gebüschen, Hecken
Blütezeit: Mai bis August

Bestimmung: Die Stechpalme ist ein 1-10 m hoher Strauch. Er ist immergrün und die Borke schwärzlich grau. Die Blätter sind eiförmig und meist dornig – gewellt. Sie sind lederartig und dunkelgrün. Die Blüten sind weiß und vierblättrig. Sie treten gebüschelt auf. Ihr Duft ist sehr intensiv. Die Bäume sind entweder männlich oder weiblich.
Zur Essenzbereitung werden beide Blüten verwendet. Die weiblichen Blüten bilden eine rote Beerenfrucht.
In der Homöopathie wird die Stechpalme bei stoßweisem Fieber mit deutlichen Augensymptomen und Milzschmerzen verwendet. Die Symptome bessern sich im Winter.

Eigenschaft: Holly – Haß, Wut, Neid, Eifersucht
Bach schreibt: »Für jene, die manchmal von Gedanken wie Eifersucht, Neid, Rachsucht oder Argwohn befallen werden.«
Für die verschiedenen Formen von ärgerlicher Unruhe.
Im Inneren leiden diese Menschen häufig sehr, und dies oft, wenn es für ihr Unglücklichsein keinen echten Grund gibt.

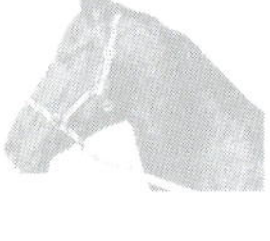

Pferd: Pferde, die Holly benötigen, verhalten sich aggressiv gegen andere Pferde oder auch gegen den Menschen. Sie attackieren neu hinzugekommene Herdenmitglieder aus Eifersucht. Sie drücken den Reiter an die Wand, wenn er die Box betritt, und sie schlagen nach ihm aus. Sie beißen um sich. Sie buckeln ihren Reiter ab. Ich habe schon öfter die Erfahrung gemacht, daß das Pferd unbewußte Aggressionen des Reiters auslebt. In einem Fall biß eine massige Haflingerstute ihren Artgenossen große Fleischwunden, leider auch meiner Stute Drifa. Jeder Mensch, der sich ihr näherte, wurde ebenso gebissen. Wenn ich auf die Weide ging, versuchte sie mich in Grund und Boden zu stampfen. Nachdem ich ihr Holly gegeben hatte, biß sie mich nicht mehr. Ihr übriges Verhalten blieb bestehen. Das lag an zwei Dingen. Die Stute wurde seit Jahren nicht mehr geritten (nach Schwangerschaft der Besitzerin) und war unausgelastet und unzufrieden. Die Therapieblockade lag aber auch in der Besitzerin begründet, die eine starke unterschwellige Aggressivität ausstrahlte. Sie wollte sich nicht mitbehandeln lassen, und so blieb alles beim alten. Nur Drifa und ich zogen die Konsequenz und wechselten den Stall.

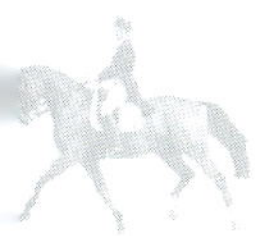

Reiter: Der Holly-Reiter neigt zu spontanen Wutausbrüchen – auch gegenüber seinem Pferd. Ich erinnere mich da sehr gut an meinen ersten Reitlehrer. Der Holly-Reiter neigt zu Zorn, Eifersucht, Neid, Übellaunigkeit und Frustration.
Bach schreibt: »Wenn ein Fall den Eindruck macht, er brauche viele Arzneien, oder wenn ein Fall auf die verschiedenen Heilmittel nicht anspricht, gebe man entweder Holly oder Wild Oat, und dann wird sich offenkundig zeigen, welches andere Mittel hier notwendig ist. In allen Fällen eines aktiven, angespannten Patiententyps gebe man Holly. Bei eher schwachen, verzagten Patienten gebe man Wild Oat.«

Holly hilft Pferd und Reiter bei allen Zuständen, die der Liebe entgegengesetzt sind.

Honeysuckle

Lonicera caprifolium

Geißblatt

Vorkommen: West- und Mitteleuropa, in Gärten, selten verwildert
Blütezeit: Mai bis Juli

Bestimmung: Das Geißblatt ist eine kriechende Kletterpflanze. Die Blätter sind gegenständig und zusammengewachsen. Die Blüten befinden sich am Ende des Stiels und bilden Trauben von roten Röhren, deren Inneres weiß ist. Die Blüten duften sehr angenehm und werden zur Parfumherstellung verwendet.

Eigenschaft: Honeysuckle – Verhaftung in der Vergangenheit
Bach schreibt: »Für jene, die in Gedanken viel in der Vergangenheit weilen, einer sehr glücklichen Zeit, oder die den Erinnerungen an einen verlorenen Freund nachhängen oder alten Wunschträumen, die sich nicht erfüllt haben. Sie können nicht glauben, außer dem vergangenen noch einmal Glück zu erleben.«

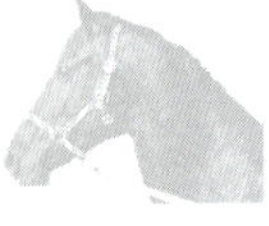

Pferd: Honeysuckle gehört zu den Blüten bei ungenügendem Interesse an der Gegenwart. Pferde, die Honeysuckle benötigen, kommen mit Veränderungen ihrer Lebensumstände nicht zurecht. Bei Stallwechsel oder Besitzerwechsel sollte an diese Blüte gedacht werden. Nach meiner Erfahrung hat sich die Kombination mit Walnut, der Blüte für den Neuanfang, bewährt. Die Mutterstute sollte diese Blüten vor der Geburt bekommen. Stute und Fohlen sollten diese beiden Blüten nach der Geburt und beim Absetzen bekommen; eventuell ergänzt durch Red Chestnut, wenn sie eine starke innere Verbundenheit haben. Die Blüten helfen loszulassen und einen Neuanfang zu machen.
Pferden, die mißhandelt wurden oder die unter schlechten Bedingungen existieren mußten, hilft Honeysuckle, diese schmerzlichen Erfahrungen zu verarbeiten.

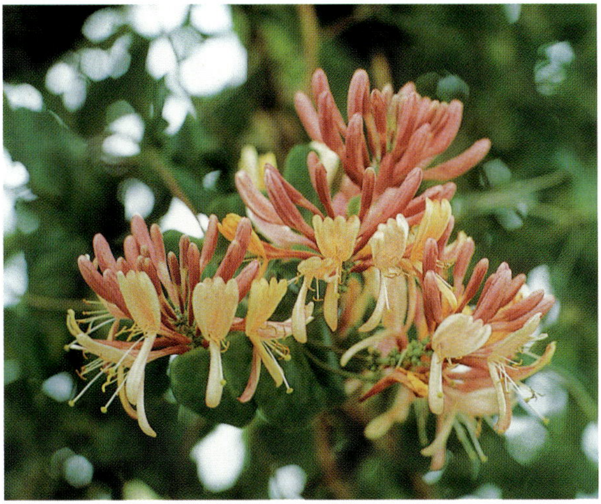

Unterscheidung: Honeysuckle – Clematis

- **Honeysuckle** hilft bei Fixierung auf die Vergangenheit.
- **Clematis** hilft bei Gedankenflucht in die Zukunft.

Beide Blüten schenken uns die Gegenwart.

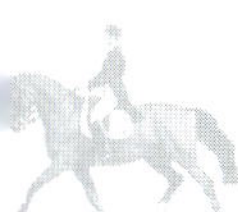

Reiter: Der Honeysuckle-Reiter schwelgt in Nostalgie: »Früher war alles viel besser!« Er sehnt sich nach alten Zeiten zurück. Ich habe mal einen sehr guten Turnierreiter behandelt, der alt geworden nur von den Zeiten seiner großen Erfolge erzählte. Indem er in seinen Erinnerungen lebt, besitzt er seine Gegenwart nicht. Eine andere Möglichkeit ist, daß der Honeysuckle-Reiter ständig vergangenes Unglück, Mißerfolge und Kränkungen vor seinem inneren Auge hat. Er kann einfach nicht loslassen und verarbeiten.

Honeysuckle hilft Pferd und Reiter, zurückzulassen und im Augenblick zu leben.

Hornbeam

Carpinus betula

Hainbuche

Vorkommen: West- und Mitteleuropa, in Laubwäldern
Blütezeit: April bis Juni

Bestimmung: Die Hainbuche gehört zu den Haselnußgewächsen. Dieser Baum wird bis zu 25 m hoch. Die Krone ist ausgebreitet. Die Borke ist glatt und graubraun. Das Blatt ist länglich-eiförmig, zugespitzt und doppelt gesägt. Die Kätzchen sind grünlich.
Männliche und weibliche Blüten befinden sich an einem Baum. Zur Essenzherstellung werden beide verwendet.

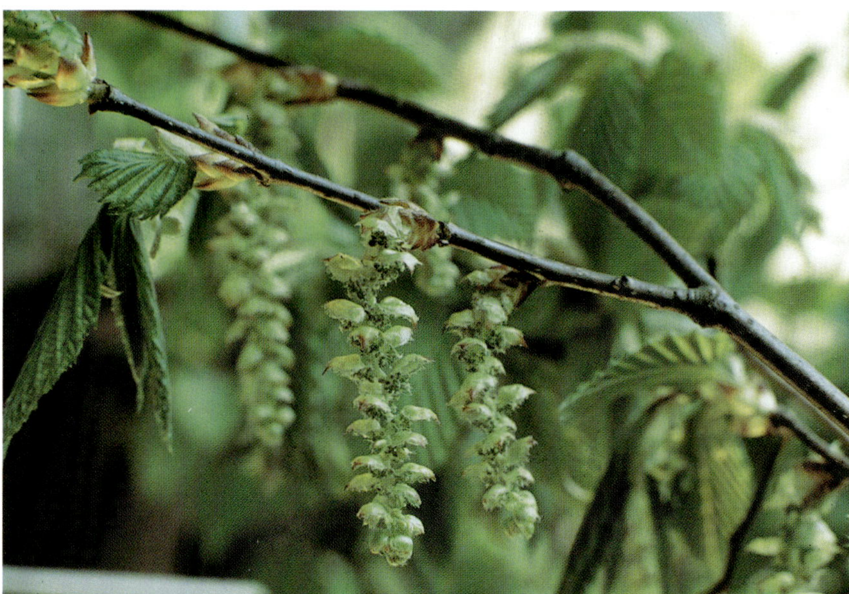

Eigenschaft: Hornbeam – geistige Schwächezustände
Bach schreibt: »Für jene, die das Gefühl haben, nicht genügend seelische oder körperliche Kraft zu besitzen, die Bürde des Lebens zu tragen. Die Angelegenheiten des Alltags erscheinen ihnen zu schwer, auch wenn sie ihre Aufgabe in der Regel erfüllen können.
Für jene, die glauben, daß sie körperlich oder seelisch einer Stärkung bedürfen, um ihr Tagewerk leicht vollbringen zu können.«

Pferd: Pferde, die Hornbeam benötigen, sind vor allem morgens müde und antriebsschwach. Es ist, als ob sie die an sie gestellten Anforderungen nicht erfüllen könnten, aber letztendlich schaffen sie es doch fast immer. Diese Pferde können sich oft schwer konzentrieren. Sie machen einen kraftlosen Eindruck. Hornbeam ist vor allem ein Mittel bei geistiger Erschöpfung und verhilft Pferden, die im Leistungssport überfordert wurden, zu mehr Kraft und Vitalität. Das Pferd ist nach Gabe von Hornbeam früh am Tag frisch und voller Schwung. Gestellte Aufgaben erledigt es freudig.

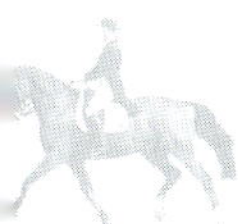

Reiter: Der Hornbeam-Reiter leidet unter einem Mangel an Lebendigkeit und Schwung. Es ist die Blüte für den Wochenanfang: die Montagmorgen-Blüte! Die Hornbeam-Müdigkeit vergeht schnell, wenn man durch normale Tätigkeiten abgelenkt und vereinnahmt wird. Hornbeam ist eine Kraftblüte. Wir sind alle total reizüberflutet: Radio, Fernsehen, Computer, Zeitungen, Bücher …
Wir leiden unter geistiger Erschöpfung in unser multimedialen Welt. Ich habe einen durchschlagenden Erfolg mit meiner Rezeptur: ein paar Tropfen Hornbeam in das Duschgel für die morgendliche Dusche.

Unterscheidung: Hornbeam – Olive

- **Hornbeam:** hauptsächlich geistige Erschöpfung
- **Olive:** körperliche und geistige Erschöpfung

Hornbeam hilft Pferd und Reiter, Unerledigtes anzugehen und mehr Schwung zu entwickeln.

Impatiens

Impatiens glandulifera

Drüsentragendes Springkraut

Vorkommen: Heimat: Indien, angepflanzt in West- und Mitteleuropa, an Ufern und in Wäldern
Blütezeit: Juli bis Oktober

Bestimmung: Das Springkraut gehört zu den Balsaminengewächsen. Es ist ein einjähriges Kraut. Der Strauch wird bis zu 2 m hoch. Die Blätter sind gegenständig oder zu dritt. Die eiförmig-länglichen Blätter tragen unterseits Drüsen. Die Blüten sind rosa mit einem gekrümmten Sporn. Die Frucht ist spindelförmig, zur Reife mit aufschnellenden Abschnitten. Die Samen werden herausgeschleudert. Eine reife Schote anzufassen ist ein Erlebnis, und man versteht das dieser Pflanze innewohnende Potential.
In der Medizin und in der Homöopathie wird Impatiens nicht verwendet.

Eigenschaft: Impatiens – Ungeduld, Reizbarkeit
Bach schreibt: »Für jene, die rasch sind im Denken und Handeln und alles schnell und ohne Zögern tun wollen. Im Falle einer Erkrankung sind sie darauf bedacht, rasch wieder zu genesen. Es fällt ihnen schwer, mit langsamen Menschen Geduld zu zeigen, da sie es für falsch und eine Zeitverschwendung halten, und sie setzen alles daran, um solche Menschen in ihrem Tun zu beschleunigen. Oft ziehen sie es vor, allein zu arbeiten und zu denken, so daß sie alles in ihrem eigenen, gewohnten Tempo erledigen können.«

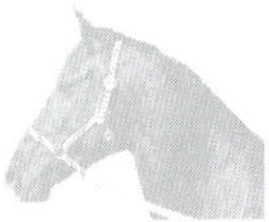

Pferd: Impatiens ist Bestandteil der Notfalltropfen. Pferde, die Impatiens benötigen, sind ungeduldig reizbar und nervös. Sie stehen, wie die Impatiens-Schote, unter großer innerer Anspannung. Oft genug können sie das Signal des Reiters nicht abwarten, und sie agieren von sich aus. In der Dressur haben sie nicht die Geduld für eine längere Aufgabe, beim Springen reißen sie Hindernisse aus

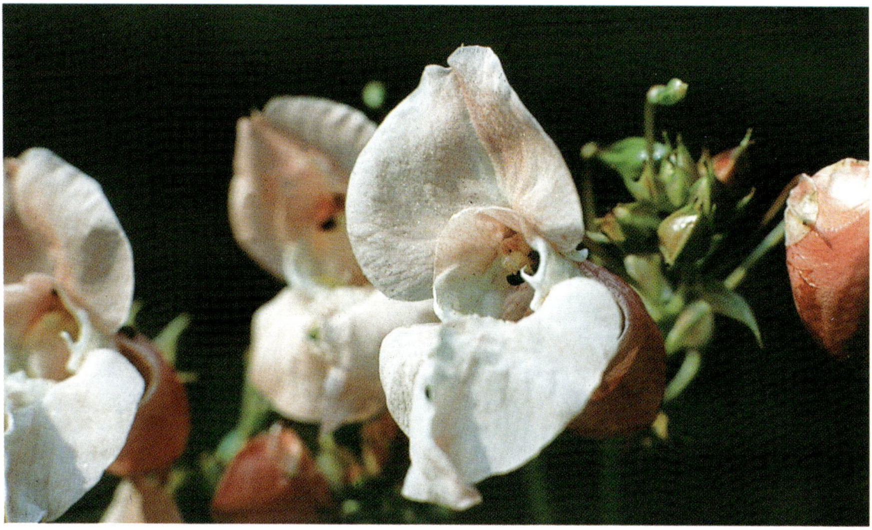

Flüchtigkeit oder springen zu früh ab, Rennpferde kommen zu früh aus der Startmaschine. Bach schreibt, daß sich bei starken Schmerzen häufig Ungeduld einstellt. Ich habe die Erfahrung gemacht, daß Impatiens in diesem Fall Linderung bringt.

Reiter: Der Impatiens-Reiter bestimmt am liebsten sein eigenes Arbeitstempo. Deshalb ist er kein guter Mitreiter für langsamere Menschen. Er kritisiert gern die Fehler von anderen Reitern. Das macht ihn nicht unbedingt beliebt. Deshalb gehört Impatiens zu den Bach-Blüten bei Einsamkeit. Impatiens-Reiter sind anfällig für Überarbeitung und Unfälle. Ich habe eine Reiterin behandelt, die aufgrund ihrer Impulsivität immer wieder Unfälle erlitten hat. Impatiens verhalf ihr zu mehr Ruhe. Sie hat seitdem keinen Unfall mehr gehabt.
Impatiens hat sich nach meiner Erfahrung sehr gut bei krampfartigen Schmerzen bewährt. Ein anderes Anwendungsgebiet sind starke Muskelverspannungen.

Impatiens verhilft Pferd und Reiter zu der Erkenntnis, daß Zeit eine Illusion und Muße die Antwort darauf ist.

Larch

Larix decidua

Lärche

Vorkommen: ganz Europa, in Wäldern und angepflanzt
Blütezeit: März und April

Bestimmung: Die Lärche gehört zu den Kiefern- und Tannengewächsen. Dieser pyramidenförmige Baum wird bis zu 35 m hoch. Sie ist sommergrün und wirft im Herbst ihre Nadeln ab. Die Nadeln sind hellgrün und liegen gebüschelt vor. Männliche und weibliche Blüten sind auf ein und demselben Baum.
Der männliche Blütenstand ist gelb, der weibliche rosarot. Zur Essenzbereitung werden beide verwendet.
In der Medizin und in der Homöopathie findet die Lärche keine Verwendung.

Eigenschaft: **Larch** – Mangel an Selbstvertrauen
Bach schreibt: »Für jene, die sich selbst nicht für so gut oder fähig halten wie die Menschen ihrer Umgebung. Sie rechnen damit zu scheitern, haben das Gefühl, nie Erfolg zu erleben, und so wagen sie nicht einmal eine Anstrengung, die groß genug wäre, ihnen Erfolg zu bringen.«

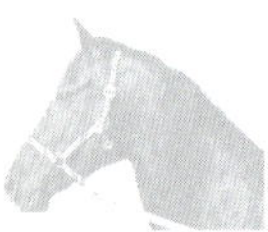

Pferd: Larch gehört zu den Bach-Blüten bei Mutlosigkeit und Verzweiflung. Pferde, die Larch benötigen, machen den Eindruck, als ob sie kein großes Vertrauen in die eigenen Leistungen hätten. Es sind rangniedrige Tiere, die sich schnell unterordnen. Sie zeigen einen ausgeprägten Mangel an Eigeninitiative – nicht aus Angst, sondern weil sie sich nichts zutrauen. Mit veränderten Situationen kommen sie schlecht zurecht, weil ihnen der Mut fehlt, etwas Neues zu probieren. In Konfliktsituationen geben sie sehr schnell ihre Position auf. So setzen sie auch dem Reiter nichts entgegen. Sie machen einen unsicheren Eindruck, obwohl die Fähigkeiten, etwas zu leisten, bei ihnen durchaus vorhanden sind. Ich habe diese Blüte öfter eingesetzt, wenn ich das Gefühl hatte, daß das Pferd einer

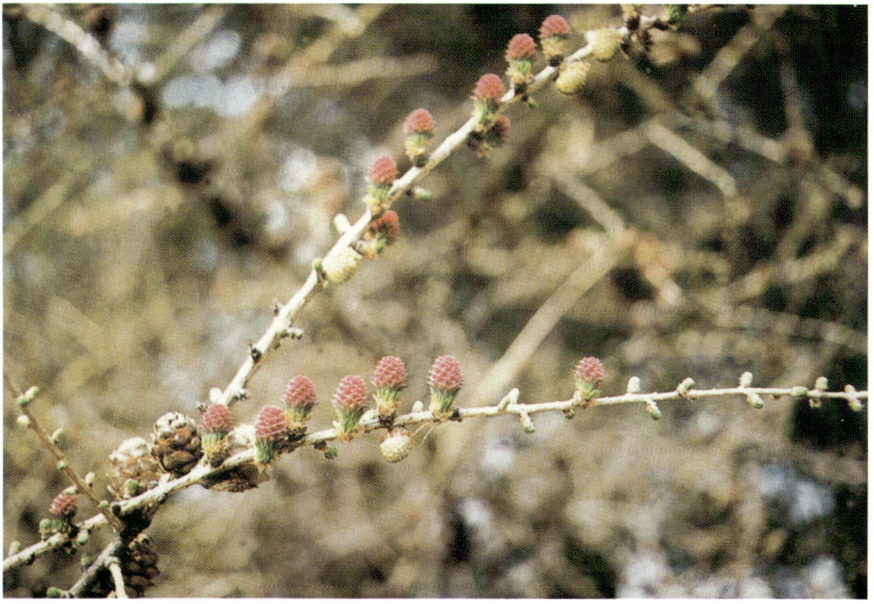

Erkrankung nichts entgegensetzt. Zur Steigerung der Abwehrkräfte ist immer an diese Blüte zu denken.

Reiter: Der Larch-Reiter rechnet mit einem Mißerfolg, deshalb wagt er nicht einmal, ein anderes Pferd zu reiten, sich zu einem Turnier anzumelden, eine neue Dressuraufgabe anzugehen ... Weil er glaubt, das ihm alles mißlingt, strengt er sich nicht genug an. Den Larch-Reiter erkennt man an der Unfähigkeit, auch nur den Versuch zu machen, etwas Neues zu beginnen. Dabei besitzt er genauso viele Fähigkeiten wie andere. Ihm fehlt nur das Selbstvertrauen und auch das Durchhaltevermögen.

Larch verhilft Pferd und Reiter zu Vertrauen in die eigenen Fähigkeiten.

Mimulus

Mimulus guttatus

Gefleckte Gauklerblume

Vorkommen: Heimat: Nordamerika, ausgewildert lokal in Mitteleuropa, an Ufern und in Sümpfen
Blütezeit: Juni bis Oktober

Bestimmung: Die Gauklerblume gehört zu den Rachenblütlern. Die kriechende Staude wird etwa 15–60 cm hoch. Die Blätter sind herzförmig bis rundlich und gezähnelt. Sie stehen gegenständig. Die Blüten sind gelb und offen. Die Unterlippe hat kleine rote Punkte.
In der Medizin und in der Homöopathie findet die Gauklerblume keine Anwendung.

Eigenschaft: Mimulus – Angst vor faßbaren, weltlichen Dingen
Bach schreibt: »Furcht vor weltlichen, konkreten Dingen, vor Krankheit, Schmerz, Unfällen, Armut, Dunkelheit, Alleinsein, Unglück. Die Ängste des täglichen Lebens. Diese Menschen ertragen ihre Ängste, ohne zu klagen, und sprechen nur selten frei darüber zu anderen.
Um alle Angst zu bekämpfen. Angst vor Krankheit, vor Unfällen, vor unbekannten Dingen. Angst vor Menschen, vor Angehörigen, vor Fremden, vor Menschenmengen, vor Lärm, vor dem Sprechen oder Gefragtwerden, vor dem Alleinsein. Angst vor Feuchtigkeit, vor Kälte, vor Hitze, vor der Dunkelheit. Angst vor Komplikationen einer Krankheit oder vor Unheilbarkeit.«

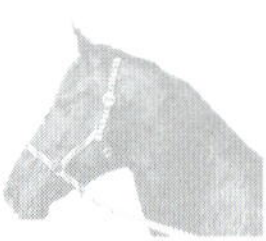

Pferd: Mimulus gehört zu den fünf Angstblüten. Pferde, die Mimulus benötigen, leiden unter vielen kleinen Ängstlichkeiten. Sie haben Angst vor dem Schmied, vor dem Tierarzt, vor Spritzen, vor der Wurmkur, vor dem Menschen, vor Artgenossen, vor großen Hunden, vor dem Hänger, vor Wasser, vor dem Alleinsein in der Box, vor lauten Geräuschen … Diese Lärmempfindlichkeit ist ganz typisch.

Diese Pferde scheuen oft, wenn sich in ihrem gewohnten Reitgelände etwas verändert hat. Ich habe eine Islandstute mit Mimulus behandelt, die in ihr unbekanntem Gelände keinen Meter vorwärts ging, da sie Angst vor dieser neuen Situation hatte. Mimulus half ihr, diese Angst zu überwinden.
In der Halle scheuen diese Mimulus-Pferde immer wieder in der gleichen Ecke oder wollen immer wieder nicht über das gleiche Hindernis springen.
Nach meiner Erfahrung hat das Mimulus-Pferd häufig einen Mimulus-Reiter. Die beiden können sich wunderbar gegenseitig aufschaukeln.

Reiter: Der Mimulus-Reiter hat Furcht vor faßbaren Dingen wie Hindernissen im Gelände, Durchgehen des Pferdes, Stürzen und uneingestanden oder unbewußt vielleicht sogar Angst vor Pferden. Der Mimulus-Reiter ist oft nervös und schüchtern, häufig leidet er unter Lampenfieber. Mit einem Vine-Pferd, das sich rücksichtslos gegen ihn durchsetzt, ist er absolut verloren.

Mimulus verhilft Pferd und Reiter zu der Fähigkeit, mit ihren Ängsten umzugehen und Mut zu entwickeln.

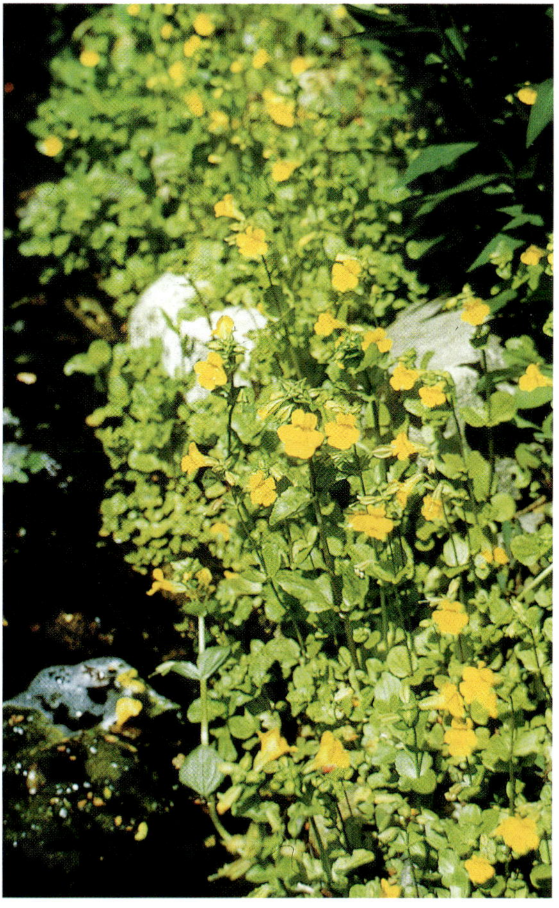

Mustard

Sinapis arvensis

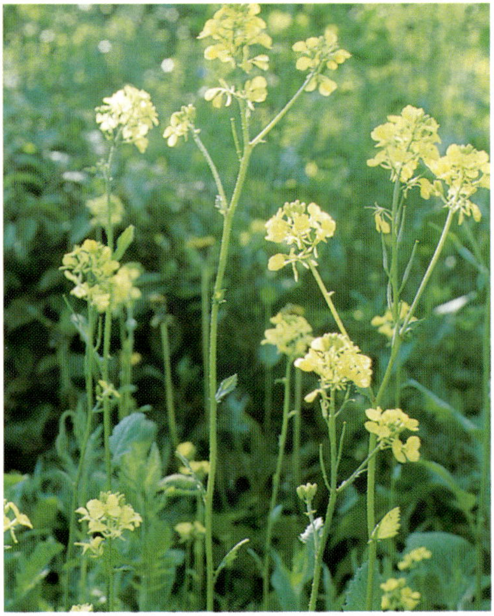

Ackersenf

Vorkommen: Mitteleuropa, auf Äckern, meist kalkhaltige Böden
Blütezeit: April bis Oktober

Bestimmung: Der Ackersenf gehört zur großen Familie der Kreuzblütler. Es handelt sich um ein einjähriges Kraut, das 30–60 cm hoch wird. Die untersten Blätter sind gefiedert. Die oberen Blätter sind eiförmig, gezähnt und sitzend. Die vier schwefelgelben Kronblätter bilden ein Kreuz. Die Schote ist auffällig geschnäbelt. Der Ackersenf ist nicht ganz einfach zu bestimmen: Verwechslungsgefahr z. B. mit Raps.
Der Ackersenf wird in Medizin und Homöopathie nicht verwendet.

Eigenschaft: Mustard – Melancholie und Depression
Bach schreibt: »Für jene, die zuweilen schwermütig oder gar verzweifelt sind, als ob eine kalte dunkle Wolke sie überschattete und Licht und Lebensfreude vor ihnen verberge. Vielleicht ist es nicht möglich, solche Phasen zu begründen oder zu erklären. Unter diesen Umständen ist es fast ausgeschlossen, glücklich oder fröhlich zu erscheinen.«

Mustard gehört zu den Blüten bei Depressionen.
Bei der Mustard-Depression weiß der Patient den Grund für seinen seelischen Zustand nicht (endogene Depression).

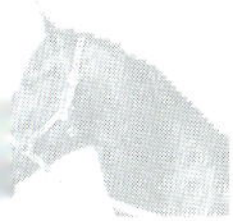

Pferd: Pferde, die Mustard benötigen, geraten plötzlich und ohne erkennbaren Grund in eine düstere Stimmung. Sie kapseln sich ab. Nichts macht ihnen mehr Freude. Eventuell verweigern sie sogar das Futter. Sie sind träge und haben keine Lust, sich zu bewegen. Man hat das Gefühl, als könne man nur schwer zu ihnen durchdringen. Genauso plötzlich kann diese Phase vorüber sein, und wieder finden wir keinen Grund für den Wechsel.

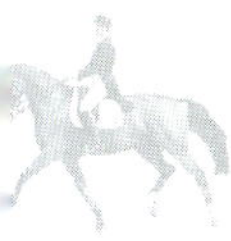

Reiter: Der Mustard-Reiter hat das Gefühl, daß sich eine dunkle Wolke auf ihn herabsenkt, und er weiß nicht, aus welcher Himmelsrichtung sie gekommen ist. Er empfindet tiefe Traurigkeit und Melancholie. Diese Zustände können periodisch auftreten. Der depressive Zustand kann durch nichts gebessert werden. Mustard-Reiter haben die Lebenslust an allem verloren. Sie haben keine Lust mehr zu reiten, zu lesen, schöne Musik zu hören. Sie sind vollkommen getrennt von ihrem normalen Leben. Plötzlich verzieht sich die schwarze Wolke wieder und sie spüren die Sonne wieder. Hier haben wir auch die Beziehung zum sonnengelben, froh stimmenden Ackersenf.

Unterscheidung: Gentian – Gorse – Mustard

- **Gentian:** Pessimismus und Mutlosigkeit
- **Gorse:** Hoffnungslosigkeit

Bei beiden Blüten weiß der Betroffene den Grund für seine Depressionen (reaktive Depression).

- **Mustard:** Depression ohne äußeren Grund

Mustard hilft Pferd und Reiter, die dunklen Wolken zu vertreiben und das Leben wieder aufzuheitern.

Oak

Quercus robur

Eiche

Vorkommen: fast ganz Europa, in reinen Beständen oder in Laubmischwäldern
Blütezeit: April bis Mai

Bestimmung: Die Sommer- oder auch Stieleiche gehört zu den Buchengewächsen. Der Baum wird bis zu 50 m hoch und hat eine ausladende Krone. Die Borke ist längsrissig und graubraun. Die Blätter sind tiefbuchtig gelappt. Die männlichen Kätzchen sind lockerblütig, hängend und 2–4 cm lang. Die weiblichen Blüten sitzen auf einem aufrechten Stiel. Zur Essenzherstellung werden nur die weiblichen Blüten verwendet.
Die Wintereiche ist von der Sommereiche zu unterscheiden. Sie hat gestielte Blätter, jedoch weibliche Blüten ohne Stiel.
In der Medizin wird Eichenrindenextrakt äußerlich bei Hautentzündungen und Frostschäden verwendet.
In der Homöopathie wird das Destillat der Eicheln von Quercus robur bei chronischen Milzbeschwerden angewandt. Zudem beseitigt es das Verlangen nach Alkohol.

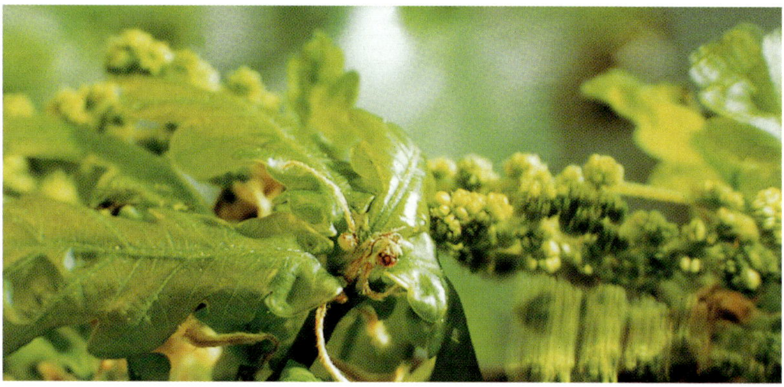

Eigenschaft: Oak – Überschreiten der eigenen Leistungsgrenze
Bach schreibt: »Für jene, die sich sehr anstrengen und Mühe geben, um wieder gesund zu werden, und auch in ihrem täglichen Leben hart kämpfen. Sie werden weiterhin eines nach dem anderen ausprobieren, auch wenn ihr Fall hoffnungslos scheint. Sie kämpfen weiter. Sie sind nicht zufrieden mit sich selbst, wenn Krankheit ihnen die Erfüllung ihrer Pflichten oder ihrer Hilfe für andere durchkreuzt. Sie sind tapfere Menschen, die gegen große Schwierigkeiten ankämpfen, ohne daß ihre Anstrengungen oder ihre Hoffnung dabei nachlassen.«

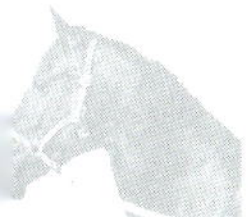

Pferd: Pferde, die Oak benötigen, sind sehr pflichtbewußt und arbeiten gern. Sie stehen unter großem Leistungsdruck, der sie trotz aufgebrauchter Energien weitermachen läßt. Sie gehen über einen längeren Zeitraum über ihre Leistungsgrenze hinaus. Die Gefahr ist, daß sie sich bis zur totalen Erschöpfung verausgaben und einen Zusammenbruch erleiden. Dies gilt im besonderen für Pferde im Leistungssport und im Rennsport. Wenn diese Pferde »in Rente gehen«, benötigen sie Oak, um die Umstellung zu bewältigen und sich entspannen zu lernen.

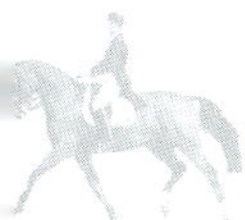

Reiter: Der Oak-Reiter steht immer senkrecht wie eine Eiche. Er ist sehr verantwortungsbewußt und bürdet sich viel auf, ohne zu klagen. Als richtiges Arbeitstier macht er allen Rückschlägen zum Trotz weiter. Dieser ständige Einsatz von Energie läßt ihn an ebendieser verarmen. Er wirkt wie ein müder Kämpfer (oder wie ein Don Quichote).
Wird der Oak-Reiter krank, ist er unzufrieden darüber, nicht mehr seinen Pflichten nachkommen zu können.
Bach schreibt: »Krankheiten dieses Typs sind jene, bei denen viel aus dem Gleichgewicht ist, im Gemüt ebenso wie im Körperlichen. Mentale Leiden wie Nervenzusammenbrüche oder jene Arten von Geistesgestörtheit, die man als ›völlig aus dem Gleichgewicht geraten‹ bezeichnen könnte (wo Kontrolle weitgehend verloren ist); und das gleiche im Körperlichen, wo der Patient die Kontrolle über Teile seines Körpers oder dessen Funktionen verliert.«

Oak hilft Pferd und Reiter, auszuruhen und zu genießen.

Olive

Olea europaea

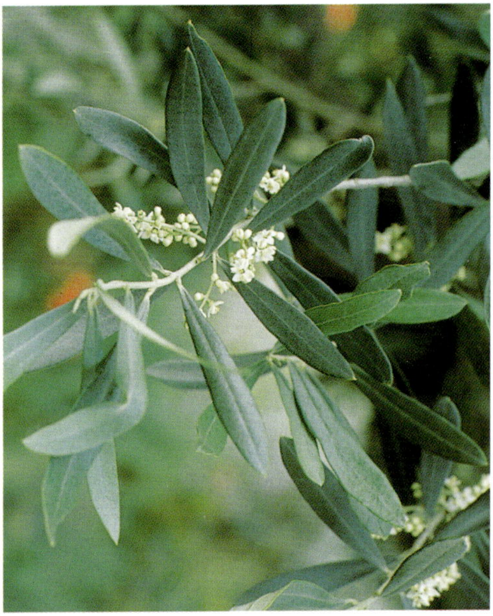

Olive

Vorkommen: Mittelmeergebiet, angebaut und verwildert, im Mittelmeergebiet an steinigen Hängen auch wild
Blütezeit: Juni

Bestimmung: Die Olive gehört zu den Ölbaumgewächsen. Es handelt sich um einen bis zu 10 m hohen Baum mit heller Rinde. Die Blätter sind gegenständig, lanzettlich mit aufgesetzter Stachelspitze. Die Blüten liegen in blattachselständigen Rispen vor. Sie sind cremigweiß. Die Frucht ist die allseits bekannte Olive.
In der Medizin werden die Wirkstoffe der Blätter zur Blutdrucksenkung verwendet. Die Früchte finden als Genußmittel Verwendung; das Öl als wertvolles Speiseöl sowie in Hautpflegeprodukten.
Diese Essenz wird – ebenso wie Vine – von Freunden des Bach-Centre in Spanien hergestellt.

Eigenschaft: Olive – völlige Erschöpfung
Bach schreibt: »Für jene, die blaß sind, ausgelaugt und erschöpft, sei es nach viel Kummer, Krankheit, Trauer oder langer Anstrengung. In jeder Beziehung sind sie sehr müde und haben das Gefühl, keine Kraft mehr zu besitzen, um weiterzukämpfen, und manchmal wissen sie kaum, wie sie sich auf den Beinen halten sollen. Sie sind unter Umständen sehr von der Hilfe anderer abhängig. Bei manchen Patienten ist die Haut sehr trocken und vielleicht auch runzelig.«

Pferd: Pferde, die Olive benötigen, machen einen erschöpften und kraftlosen Eindruck. Dieser Zustand ist oft die Folge chronischer Erkrankungen oder fortwährender körperlicher Überanstrengung. Sie haben ein ausgeprägtes Ruhebedürfnis. Häufig leiden sie unter Appetitlosigkeit. Jede Anstrengung ist zuviel. Das Energiedefizit liegt sowohl auf körperlicher wie auch auf seelischer Ebene. Es kann sich sogar eine Todessehnsucht aufgrund der großen Erschöpfung einstellen.

Reiter: Der Olive-Reiter hat sämtliche Energiereserven verbraucht. Er leidet unter totaler körperlicher und geistiger Erschöpfung. Nach lange andauernden Anstrengungen, langer Krankheit bringt Olive Hilfe. Ich habe die Erfahrung gemacht, daß Olive bei massiven Schulter-Arm-Problemen gute Wirkung zeigt. Für mich bedeutet es, daß ich mir zu lange etwas auf die Schultern laden ließ bzw. es mir selbst auflud.

Unterscheidung der Kraftblüten:

- **Elm:** vorübergehende Erschöpfung
- **Hornbeam:** geistige Erschöpfung
- **Oak:** Erschöpfung durch übertriebenes Pflichtgefühl
- **Olive:** totale geistige und seelische Erschöpfung

Olive hilft Pferd und Reiter, Energien zu erneuern.

Pine

Pinus sylvestris

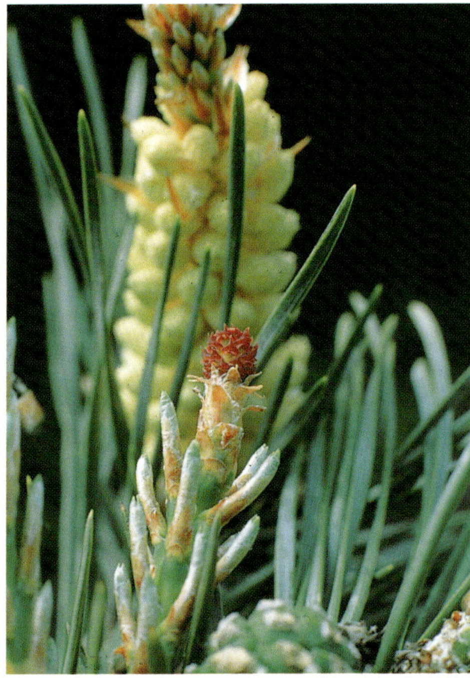

Schottische Föhre

Vorkommen: Mittel- und Nordeuropa, Nordasien, in Mischwäldern oder im Reinbestand auf trockenen oder moorigen Böden
Blütezeit: Mai

Bestimmung: Die Schottische Föhre gehört zu den Kieferngewächsen. Es handelt sich um einen bis zu 40 m hohen Baum mit unregelmäßiger, schirmförmiger Krone. Der Stamm hat zunächst eine fuchsrote, später eine graubraune Rinde. Die Blätter sind Büschel von paarigen Nadeln. Männliche und weibliche Blüten befinden sich am gleichen Baum. Die männlichen Blüten sind in großer Zahl gehäuft und stehen in einer gelben Spirale. Die weiblichen Blüten sind rot und zapfenförmig. Zur Essenzbereitung werden männliche und weibliche Blüten verwendet. Es gibt etwa 50 Unterarten. Die Identifizierung ist nicht ganz einfach.
In der Medizin wird das ätherische Öl zur Inhalation bei Erkrankungen der Atemwege, zu Einreibungen bei Rheuma und zur Förderung der Durchblutung eingesetzt.

Eigenschaft: **Pine** – Schuldgefühle
Bach schreibt: »Für jene, die sich selbst Vorwürfe machen. Selbst wenn sie erfolgreich sind, denken sie, sie hätten es noch besser machen können, und sind nie zufrieden mit ihren Bemühungen oder deren Resultaten. Sie arbeiten schwer und

leiden sehr unter den Fehlern, die sie sich selbst einreden. Manchmal, wenn es einen Fehler gibt, den andere verschuldet haben, nehmen sie diesen sogar auf sich und fühlen sich verantwortlich.«

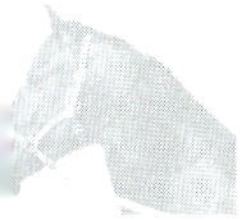

Pferd: Pferde, die Pine benötigen, wirken häufig so, als ob sie ein schlechtes Gewissen hätten. Sie sind unsicher und reagieren auf Kritik von ihrem Reiter sehr empfindlich. Diese Pferde machen einen unterwürfigen Eindruck und sind in der Herde zumeist rangniedrig. Sie sind übervorsichtig aus Angst, etwas falsch zu machen.

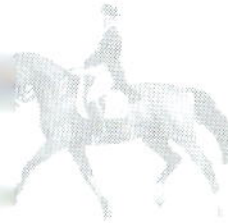

Reiter: Der Pine-Reiter leidet unter seinen Selbstvorwürfen. Häufig übernimmt er die Verantwortung in Situationen, die er nicht verschuldet hat. Wenn der Reitlehrer einen Fehler korrigiert, fühlt er sich garantiert angesprochen, oder er hat Schuldgefühle, ob er sein Pferd auch genügend bewegt. Der Pine-Reiter ist übertrieben gewissenhaft, und die hohen Ziele, die er sich setzt, führen dazu, daß er sich verausgabt und müde und depressiv wird.
Ich habe die Erfahrung gemacht, daß die Schuldgefühle dem Pine-Reiter oft auf den Magen schlagen. Er schluckt zuviel hinunter. Eine Salbe mit Pine, auf die Magenzone aufgetragen, bringt Hilfe.

Pine hilft Pferd und Reiter, sich von alten Mustern zu befreien und unabhängiger zu leben.

Red Chestnut

Aesculus carnea

Rote Kastanie

Vorkommen: in ganz Deutschland, in Alleen und Baumgruppen angepflanzt
Blütezeit: Mai bis Juni

Bestimmung: Die rote Kastanie wird etwa 10 bis 15 m hoch. Der Stamm ist furchig. Die Knospen sind braun und klebrig. Die tiefgrünen Blätter sehen aus wie eine Blätterhand mit fünf bis sieben Fingern. Die Blüten stehen in tiefrosaroten Rispen am Ende eines Zweiges.
In der Medizin werden Auszüge aus dieser Pflanze bei Erkrankungen des Gefäßsystems wie Krampfadern, Hämorrhoiden, Durchblutungsstörungen und Frostschäden eingesetzt.

Eigenschaft: Red Chestnut – Angst um andere
Bach schreibt: »Für jene, denen es schwerfällt, sich nicht um andere zu ängstigen. Oft haben sie es schon aufgegeben, sich über sich selbst Sorgen zu machen, können aber um jene, die sie lieben, viel bangen und leiden und haben häufig Angst, daß ihnen etwas Schlimmes zustoßen könnte.«
»Wenn sie spät nach Hause zurückkehren, dann beherrscht uns die Angst, es könnte ihnen etwas zugestoßen sein; wenn sie in Urlaub fahren, dann fürchten wir, es könne sie dort ein Unglück ereilen. Manche Krankheiten können zu sehr ernsten Beschwerden führen; dann hat man große Angst selbst für jene, die gar nicht gefährlich daran erkrankt sind. Immer fürchtet man das Schlimmste und stellt sich vor, daß ihnen ein Mißgeschick begegnet.«

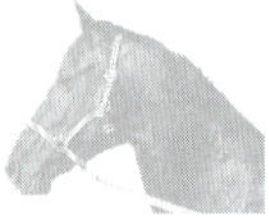

Pferd: Pferde, die Red Chestnut benötigen, haben eine zu starke Bindung an einzelne Herdenmitglieder oder an den ganzen Herdenverband. Das können Stuten sein, die ihr Fohlen übertrieben beschützend von den anderen Pferden fernhalten. Das können Hengste sein, die niemanden an ihre Stutenherde lassen. Manchmal

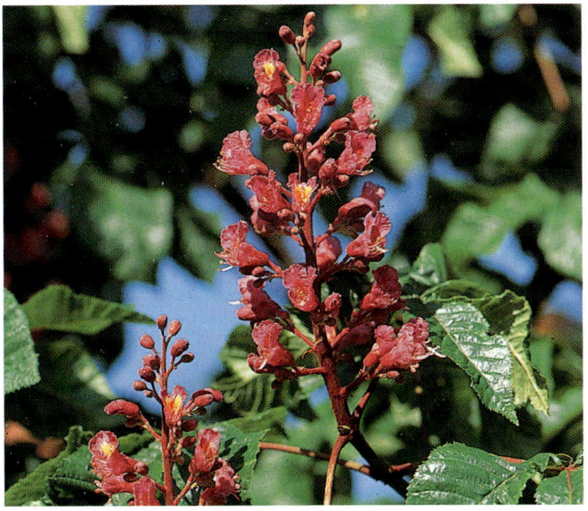

gilt das auch für spät gelegte Wallache. Das gilt für Pferde, die kleben und sich nicht von Herde und Hof entfernen wollen.
Red Chestnut ist eine wichtige Blüte bei Stall- und Besitzerwechsel, um die geistige Nabelschnur zu durchtrennen. Dies gilt natürlich auch beim Absetzen des Fohlens und beim Tod eines vertrauten Herdenmitglieds.

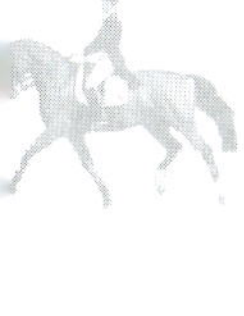

Reiter: Red-Chestnut-Reiter machen sich große Sorgen um andere Lebewesen. Sie sehen Schwierigkeiten auf andere zukommen, stellen sich die schlimmsten Situationen vor und projizieren viel von ihren Ängsten auf andere. Es sind die Reiter, die nicht schlafen können vor Sorge, weil ihr Pferd krank ist. Oder es sind die Mütter, die beim Turnier die Hindernisse in Gedanken mitspringen. Oft stockt ihnen der Atem. Es ist ganz typisch für Red-Chestnut-Menschen, daß sie den Tagesablauf eines geliebten Menschen oder Tieres in ihrer Vorstellung miterleben und erleiden.
Die Kraft folgt dem Gedanken. Negative Gedanken schaden uns und den Lebewesen in unserer Umgebung, denen sie gelten.

Red Chestnut hilft Pferd und Reiter – und Angehörigen –, mehr Gelassenheit zu entwickeln.

Rock Rose

Helianthemum nummularium

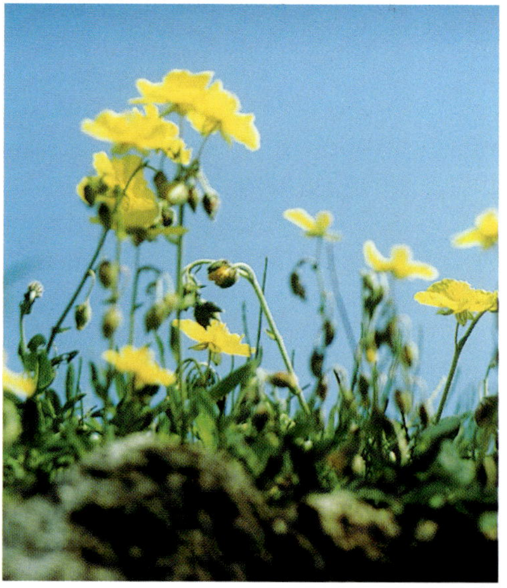

Gemeines Sonnenröschen

- **Vorkommen:** in Teilen Deutschlands, auf Trockenrasen, Felsbändern, meist auf Kalk
Blütezeit: Mai bis September
- **Bestimmung:** Es handelt sich um einen Halbstrauch, der bis zu 50 cm hoch wird. Die Blätter sind lineal bis breit-eiförmig und unterseits meist weiß-filzig. Die Blüte mit ihren fünf Kronblättern ist leuchtend gelb. Das Gemeine Sonnenröschen gehört zu den Cistrosengewächsen.
Das Sonnenröschen findet in Medizin und Homöopathie keine Verwendung.

- **Eigenschaft: Rock Rose** – Panik
Bach schreibt: »Das Heilmittel in Notfällen, ja, in allen Fällen, in denen es scheinbar keine Hoffnung mehr gibt. Bei Unfällen oder plötzlicher Erkrankung, oder wenn der Patient sehr erschreckt ist oder große Angst hat, oder wenn die Lage ernst genug ist, um den Anwesenden ebenfalls große Angst einzujagen. Wenn der Patient nicht bei Bewußtsein ist, kann man ihm die Lippen mit dem Mittel benetzen. Zusätzlich kann man auch noch andere Heilmittel anwenden, wie zum Beispiel Gemeine Waldrebe (engl. Clematis), wenn die Bewußtlosigkeit wie ein tiefer Schlaf erscheint, oder Odermennig (engl. Agrimony) bei qualvollen Schmerzen usw.«
Rock Rose ist Bestandteil der Notfalltropfen.

Pferd: Pferde, die Rock Rose benötigen, neigen zu plötzlichen Panikattacken. Für den Reiter sind sie unberechenbar. Das Pferd geht durch, bockt, schlägt aus. Damit verbunden sind häufig körperliche Reaktionen wie Durchfall (ich mache mir vor Angst in die Hosen), Schwitzen, Kreislaufkollaps. Ich habe ein Turnierpferd behandelt, das immer, wenn es auf den Abreiteplatz kam, starken Durchfall bekam. Später bekam es schon in der Reithalle Durchfall. Eine längere Behandlung mit Rock Rose ließ die Panik samt Nebenwirkungen verschwinden.
Rock Rose sollte nach Unfällen jeglicher Art eingesetzt werden, z. B. Reitunfall, Unfall mit dem Hänger...
In lebensbedrohlichen Situationen ist diese Blüte ebenfalls von Nutzen: schwere Kolik, vor einer komplizierten Operation, nach einer schweren Geburt – und nach Mißhandlungen durch Tierquäler und Pferderipper.

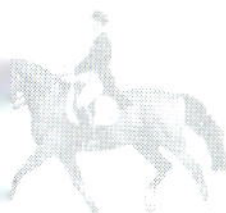

Reiter: Der Reiter, der Rock Rose benötigt, ist in einer Notfallsituation. Er hat selbst einen schweren Unfall mit seinem Pferd gehabt, er hat einen Unfall mit angesehen ... Zu den möglichen Symptomen gehören Bewußtlosigkeit, Kältegefühl, Zittern, sich in die Hose machen vor Angst, Kontrollverlust.

Die fünf Angstblüten im Überblick:

- **Aspen:** Angst vor vagen, unbestimmbaren Dingen, die man nicht erklären kann.
- **Cherry Plum:** Angst, bei der die Denkfähigkeit der Belastung nicht mehr standhalten kann und uns der Drang überkommt, Dinge zu tun, an die wir unter normalen Umständen nicht denken würden.
- **Mimulus:** Angst des täglichen Lebens – Bach nannte es auch »weltliche Ängste«.
- **Red Chestnut:** Angst um andere, besonders um jene, die uns lieb sind.
- **Rock Rose:** Die Angst ist sehr groß und steigert sich zu Entsetzen und Panik.

Rock Rose hilft Pferd und Reiter, Überlebensmut zu fassen.

Rock Water

Rock Water ist die einzige Essenz von Bach, die nicht pflanzlich ist. Es handelt sich um Quellwasser. Zur Frage des Standorts äußert sich Bach ganz deutlich: »Seit langem weiß man, daß gewisse Heilquellen die Kraft haben, eine begrenzte Anzahl von Menschen zu heilen, und daß solche Quellen für diese Fähigkeit berühmt geworden sind. Jede Quelle, die dafür bekannt ist, ein heilendes Zentrum zu sein, und die immer noch in ihrem natürlichen Zustand belassen wurde, ungestört von den Heiligtümern des Menschen, kann verwendet werden.«
Mit der zunehmenden Umweltverschmutzung wird es schwierig, eine solche Quelle zu finden.

Eigenschaft: **Rock Water** – Selbstverleugnung, Starrheit

Bach schreibt: »Menschen mit Idealen; sie haben sehr feste Meinungen über Religion, Politik oder Reformen. Sie meinen es gut und wünschen sich eine andere, bessere Welt, neigen aber dazu, ihre Anstrengungen auf Kritik zu beschränken, statt mit gutem Beispiel voranzugehen.
Sie lassen zu, daß ihr Denken und in weitem Maße auch ihr Leben von ihren Theorien bestimmt werden. Jedes Scheitern bei dem Versuch, andere zu bewegen, ihren Vorstellungen zu folgen, macht sie sehr unglücklich.
Sie wollen die Welt nach ihren Ansichten neu planen, anstatt behutsam und ruhig ihren kleinen Teil in dem großen Plan zu erfüllen. Dieses Heilmittel bringt tiefen Frieden und Verständnis, erweitert die Sicht dahingehend, daß alle Menschen die Vollendung auf eigene Weise finden müssen und verhilft zu der Erkenntnis des Unterschiedes zwischen ›Sein‹ und ›Tun‹: in uns selbst nämlich eine Widerspiegelung des Großen zu sein und nicht zu versuchen, unsere eigenen Vorstellungen über andere zu stellen.
Rock Water lehrt, daß man Menschen durch behutsames Beispiel helfen kann und sie zur Erkenntnis der Wahrheit führt, nicht durch die strengen Methoden des Inquisitors. Es hilft, von der Mißbilligung Abstand zu nehmen und bringt das Verständnis dafür, daß jedermann seine eigenen Erfahrungen sammeln und sein eigenes Heil finden muß.

Pferd: Pferde, die Rock Water benötigen, machen einen sehr disziplinierten Eindruck. Unter dem Reiter erfüllen sie die an sie gestellten Anforderungen perfekt. Sie leiden unter innerer Anspannung. Ich habe die Erfahrung gemacht, daß sich dieses Prinzip oft in Muskelverspannungen und Gelenksteifigkeit ausdrückt.

Reiter: Der Rock-Water-Reiter ist von seinen Theorien über die richtige Reitweise, die optimale Pferdehaltung usw. überzeugt und lebt danach. Er ist perfektionistisch in allem, was er tut. Häufig führt er ein asketisches Leben und legt eine ausgeprägte Härte gegen sich selbst an den Tag. Das führt oft zu einem Verlust von Lebensfreude, da der Rock-Water-Reiter sich vieles versagt. Auch wenn er ein starkes Bedürfnis in sich verspürt.

Unterscheidung: Rock Water – Vervain
- **Rock Water** möchte ein leuchtendes Beispiel sein.
- **Vervain** versucht aktiv, andere zu missionieren.

Rock Water hilft Pferd und Reiter, aus der Starrheit heraus wieder in Fluß zu kommen und das Leben zu genießen.

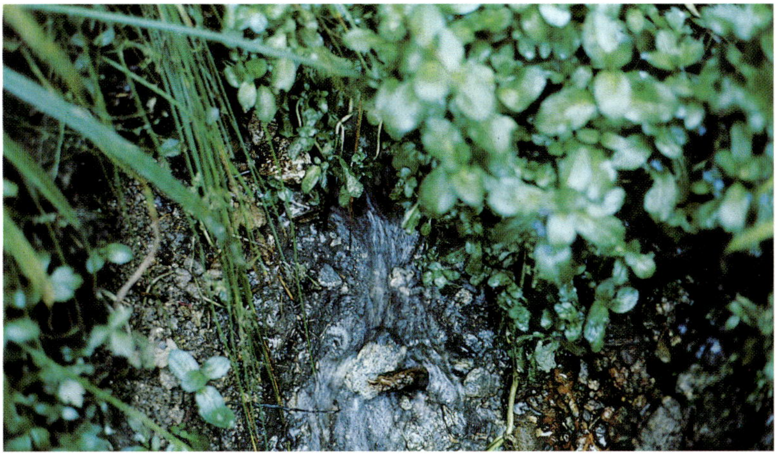

Scleranthus

Scleranthus annuus

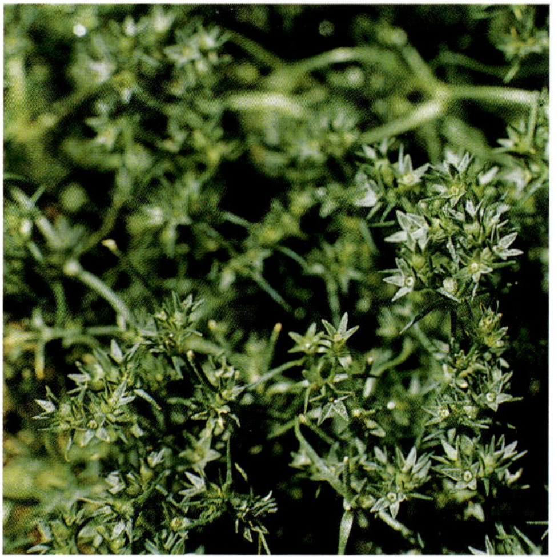

Einjähriger Knäuel

Vorkommen: in ganz Deutschland, auf Äckern, an Wegrändern, auf sandigen Böden
Blütezeit: Mai bis Oktober

Bestimmung: Der Einjährige Knäuel gehört zu den Nelkengewächsen. Die Pflanze wird 2–10 cm hoch. Das einjährige Kraut ist grasgrün. Die Blüten sind geknäuelt und ohne Kronblätter. Die fünf Kelchblätter bilden spitze, grüne Zipfel.
Durch den Einsatz von Herbiziden ist diese Pflanze nicht mehr so häufig anzutreffen.
Scleranthus annuus findet in der Medizin und in der Homöopathie keine Anwendung.

Eigenschaft: Scleranthus – Unentschlossenheit, Unausgeglichenheit
Bach schreibt: »Jene, die unfähig sind, sich zu entscheiden, was sie wollen, weil ihnen das eine, dann das andere richtig erscheint. Ihre Wünsche scheinen – wie auch ihre körperlichen Symptome – zu kommen und zu gehen. Wenn sie erhöhte Körpertemperatur zeigen, dann schwankt diese auf und ab. Sie sind nicht entschlossen und können sich nicht rasch und definitiv entscheiden; wenn sie sich zu etwas entschließen, dann ändert sich ihre Meinung bald wieder. Unsicherheit körperlicher Schritte, Schwindelgefühl, Schwanken, ruckartige, unkontrollierte Bewegungen, unsteter Gang.
Ihre Stimmung wechselt häufig, erst himmelhoch jauchzend, dann gleich wieder zu Tode betrübt. Ihr Reden ist von plötzlichen, großen Gedankensprüngen und Themenwechseln geprägt.«

Homöopathisch ähnelt Scleranthus mit seinen sprunghaften Beschwerden dem Pulsatilla-Bild. Der plötzliche Wechsel von Stimmungen, körperlichen Beschwerden und Schmerzen läßt an Pulsatilla als Vergleichsmittel denken.

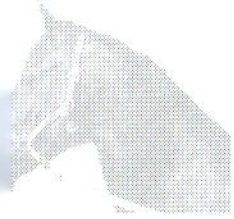

Pferd: Pferde, die Scleranthus benötigen, wirken launisch und unausgeglichen. Vergleichbar mit einer Waage fehlt ihnen die innere Ausgeglichenheit. Sie zeigen starke Stimmungsschwankungen. Oft sind sie sehr wetterfühlig.
Bei Gleichgewichtsstörungen – auch bei Ataxie – ist Scleranthus einen Versuch wert. Bei einem Wechsel zwischen Durchfall und Verstopfung habe ich diese Blüte schon häufig mit Erfolg eingesetzt. Überzeugend ist auch der Einsatz bei Kolik bei Wetterwechsel.

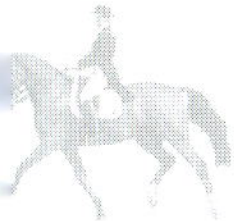

Reiter: Der Scleranthus-Reiter kann sich nur schwer zwischen zwei Dingen entscheiden. Er ist wechselhaft und unentschlossen. »Kaufe ich nun dieses Pferd? Diesen Sattel? Diese Trense? Diese Reitstiefel?«
Eine Patientin von mir bekam Scleranthus vor dem Einkaufen verordnet und konnte seither besser entscheiden, was sie wollte.
Scleranthus-Reiter haben häufig Kopfschmerzen bei Wetterwechsel. Typisch ist auch ihre Anfälligkeit für Reisekrankheit.

Unterscheidung: Scleranthus – Wild Oat

- **Scleranthus** kann sich nicht zwischen zwei Möglichkeiten entscheiden.
- **Wild Oat** kann sich bei einer Vielzahl von Möglichkeiten nicht entscheiden.

Scleranthus hilft Pferd und Reiter, Entschlußkraft und Ausgeglichenheit zu entwickeln.

Star of Bethlehem

Ornithogalum umbellatum

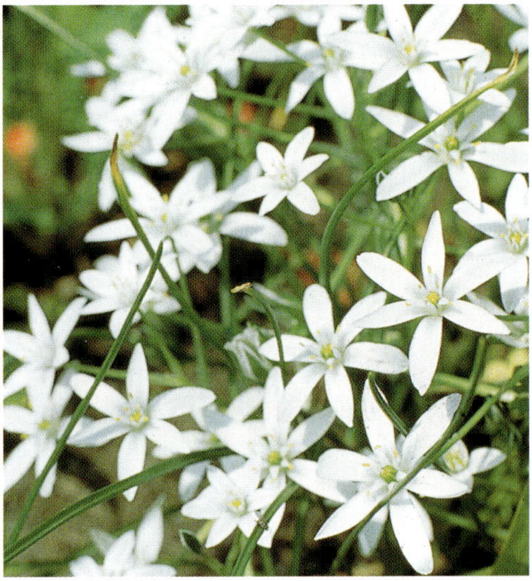

Doldiger Milchstern

Vorkommen: Mitteleuropa, auf Grasland mit trockenem Boden, Böschungen
Blütezeit: Mai bis Juni

Bestimmung: Der doldige oder auch doldentraubige Milchstern gehört zu den Liliengewächsen. Die kleine Staude wird 10-20 cm hoch. Die Blätter sind grundständig und verlaufen lineal. Sie zeigen eine Parallelnervatur. Die sechs weißen Blütenblätter sind sternförmig angeordnet. Sie haben einen grünen Rückenstreifen.
In der Homöopathie findet der doldige Milchstern Einsatz als Magenmittel bei Schmerzen beim Nahrungsdurchgang durch den Magenpförtner.

Eigenschaft: **Star of Bethlehem** – Nachwirkung eines Schocks
Bach schreibt: »Für jene, die in großer Bedrängnis oder in Umständen sind, die sie sehr unglücklich machen. Der Schock einer schlimmen Nachricht, der Verlust eines lieben Menschen, der Schreck nach einem Unfall und ähnliche Zustände.
Für jene, die sich eine Zeitlang gar nicht trösten lassen wollen, bringt dieses Heilmittel Erleichterung.«
Mechthild Scheffer sagt, daß Star of Bethlehem die beliebteste Blütenessenz in Deutschland ist. Als Seelentröster ist der doldige Milchstern Bestandteil der Notfalltropfen.

Pferd: Pferde, die Star of Bethlehem benötigen, haben einen körperlichen oder seelischen Schock erlitten. Die Auswirkung kann sich gleich zeigen – oft sind diese Pferde starr vor Schreck – oder erst mit einer Zeitverzögerung.
Der Schock kann lange zurück liegen, sogar bis zur Geburt.
Deshalb setze ich diese Blüte grundsätzlich ein, um das Abfohlen für Stute und Fohlen zu erleichtern und von vornherein eine Schockblockade zu verhindern. Mögliche Schockerlebnisse sind z. B. Totgeburt eines Fohlens, Tod eines Stallgefährten – Pferde, die miterlebt haben, daß Herdenmitglieder durch Pferderipper verletzt oder getötet wurden, brauchen diese Blüte unbedingt –, Tod des Reiters oder einer wichtigen Bezugsperson, Unfälle, schwere Operationen oder ein großer Schreck, der ihnen in die Glieder fährt. Diese Schockerlebnisse können auch zu körperlichen Erkrankungen führen. Da jedes Pferd im Laufe seines Lebens ein solches Erlebnis oder mehrere hatte, kommt diese Essenz grundsätzlich in jede erste Blütenmischung.

Reiter: Der Star-of-Bethlehem-Reiter hat jetzt oder in der Vergangenheit einen Schock oder großen Kummer erlitten. Diese Blüte wird eingesetzt, um alle Auswirkungen eines Schocks zu neutralisieren.
Eine sehr gute Turnierreiterin hatte vor meinen Augen einen schweren Sturz. Sie wurde von ihrem temperamentvollen Pferd abgebockt. Sie lag auf dem Boden und zeigte alle Symptome beginnender Bewußtlosigkeit. Ich rieb ihr mit ihrem Einverständnis Star of Bethlehem auf die Lippen. Nach fünf Minuten stand sie auf und machte mit ihrem Pferd einen Ausritt.

Unterscheidung: Star of Bethlehem – Honeysuckle

- **Star of Bethlehem:** das Schockerlebnis ist oft nicht mehr erinnerbar, ist sozusagen unter den Teppich gekehrt, weil die Erinnerung nicht zu ertragen ist.
- **Honeysuckle:** das Schockerlebnis steht bildhaft vor Augen.

Star of Bethlehem hilft Pferd und Reiter, heiler zu werden, und löst Blockierungen durch vergangene Ereignisse auf.

Sweet Chestnut

Castanea sativa

Edelkastanie

Vorkommen: Südeuropa, Kleinasien, Kaukasus, in Laubwäldern – auf trockenem, warmem, oft steinigem Boden
Blütezeit: Juni

Bestimmung: Die Echte Kastanie gehört zu den Buchengewächsen. Es handelt sich um einen bis zu 30 m hohen Baum. Der Stamm ist mit einer von Längsrissen durchfurchten bräunlichgrauen Borke umgeben. Die länglich-lanzettlichen Blätter sind kurzgestielt und stachelspitzig gezähnt. Die Edelkastanie ist für ihre eßbaren Früchte bekannt. Diese entstehen aus den weiblichen Blüten. Die männlichen Blüten sind zu mehreren knäuelartig gedrängt, und viele dieser Knäuel sind ährenartig in aufrechten Kätzchen angeordnet.
Die Frucht wird als stärkereiches Nahrungsmittel verwendet.
In der Medizin wird die Edelkastanie bei Husten und Keuchhusten eingesetzt.
In der Homöopathie findet diese Pflanze bei Keuchhusten Anwendung.

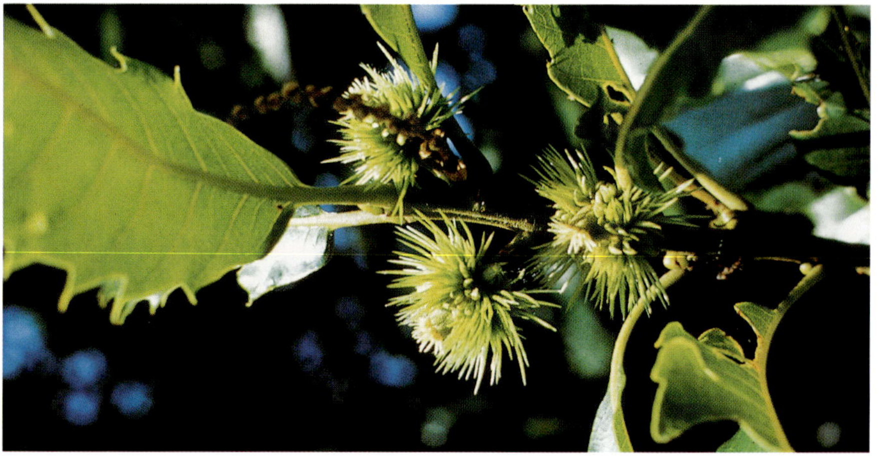

Eigenschaft: Sweet Chestnut – überwältigender innerer Schmerz
Bach schreibt: »Für jene Phasen, die manche Menschen zuweilen erleben, in denen die Seelenqual so groß ist, daß sie unerträglich scheint.
Wenn man seelisch oder körperlich meint, bis zum Äußersten seiner Belastbarkeit geführt worden zu sein und jetzt nachgeben, zusammenbrechen zu müssen.
Wenn es den Anschein hat, daß man nichts anderes mehr als Zerstörung und Auslöschung gewärtigen könnte.«

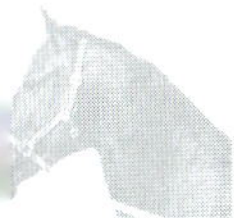

Pferd: Pferde, die Sweet Chestnut benötigen, leiden häufig unter langen, kräftezehrenden Krankheiten. Ich habe diesen Zustand auch schon bei Pferden mit sehr schlechten Haltungsbedingungen gesehen. Diese Pferde machen einen stumpfen Eindruck. Sie leiden sehr häufig unter Appetitmangel und unter Energiemangel. Bach nannte diesen Seelenzustand »die Nacht der Seele«.
Ich habe ein Pferd behandelt, daß eine schwere Erkrankung hatte. Das Pferd wurde gesund, um kurz darauf wieder ein anderes Krankheitsbild zu entwickeln. Auch diese Krankheit heilte aus, aber das Pferd war nicht lange gesund. Es erkrankte wieder und wir mußten den Todeswunsch des Pferdes akzeptieren.

Reiter: Der Sweet-Chestnut-Reiter ist an der Grenze seiner Belastbarkeit angekommen und befindet sich in einem seelischen Ausnahmezustand. Er leidet unter einer hoffnungslosen Depression und kann das Licht am Ende des Tunnels nicht sehen. Oft fühlt er sich total allein auf dieser Welt.

Unterscheidung: Sweet Chestnut – Cherry Plum
- **Sweet Chestnut:** ihre Emotionen haben sie unter Kontrolle, da sie einen starken Charakter haben.
- **Cherry Plum:** ist unkontrolliert, neigt zum Selbstmord.

Sweet Chestnut verhilft Pferd und Reiter zu der Erkenntnis, daß die Nacht am dunkelsten ist, wenn der Tag am nächsten ist.

Vervain

Verbena officinalis

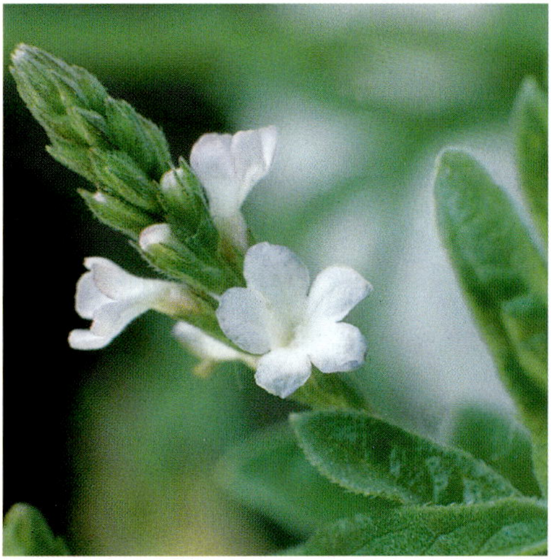

Eisenkraut

Vorkommen: fast ganz Europa, Asien, Nordafrika, an Wegrändern, auf Ödland und Schuttplätzen

Blütezeit: Juli bis September

Bestimmung: Das Eisenkraut gehört zu den Eisenkrautgewächsen. Die Pflanze wird bis zu 80 cm hoch. Der Stengel ist vierkantig. Die Blätter sind gegenständig. Die Blütenstände sind ährenförmig und dünn. Die Blüte ist blaßlila und schief trichterförmig. In der Homöopathie wird das Eisenkraut bei Epilepsie, Schlaflosigkeit und geistiger Erschöpfung verwendet.

Eigenschaft: Vervain – der Missionar

Bach schreibt: »Die Willensstarken. Sie sind energisch und tendieren dazu, sich selbst und andere zu überfordern, sowohl mental als auch körperlich. Sie lassen sich nicht schlagen und machen selbst dann noch weiter, wenn andere längst schon aufgegeben hätten. Sie gehen ihren genauen Weg. Sie haben feste Vorstellungen und sind sich sehr gewiß, recht zu haben. Sie können sich hartnäckig einer Behandlung widersetzen, bis man sie ihnen aufzwingt. Sie können sich von ihrer Begeisterung hinreißen lassen und bereiten sich selbst viele Belastungen. In allen Dingen neigen sie dazu, zu ernst und angespannt zu sein. Das Leben ist für sie eine sehr anstrengende Angelegenheit. Sie haben ihre eigenen, sehr festen Ansichten und manchmal den Wunsch, andere zu ihrem Standpunkt zu überreden; dann sind sie den Meinungen anderer gegenüber intolerant. Sie lassen sich nicht gern einen Rat geben. Häufig sind sie Menschen mit hohen Idealen und Zielsetzungen zum Wohle der Mitmenschen.«

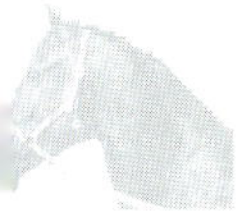

Pferd: Pferde, die Vervain benötigen, sind willensstark und oft sehr dominant. Sie bestehen sehr energisch auf ihren eigenen Willen. Ihr Leistungswille und ihre Dickköpfigkeit treibt sie an bis zur Erschöpfung. Diese Pferde finden wir häufig im Leistungssport. Sie können sich nur schwer entspannen. Das äußert sich körperlich in Muskelverspannungen und Verdauungsproblemen. Um verdauen zu können, brauchen sie Ruhe. Bei Neigung zu Krampfkolik sollte immer an Vervain gedacht werden.

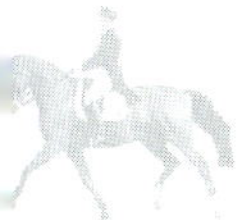

Reiter: Der Vervain-Reiter ist voller Begeisterung und teilt diese auch seinem ganzen Umfeld mit. Häufig ist er dabei sehr streitlustig. Er gibt gern Anweisungen und kann ausgesprochen erdrückend wirken. Der Vervain-Reiter hat einen starken Willen und kann sich bis zur völligen Erschöpfung überfordern. Körperliche Symptome können sein: Verspannungen, Migräne, Schilddrüsenbeschwerden und Erschöpfung.

Eine Reitfreundin von mir überfiel mich jedesmal, wenn wir uns sahen, mit ihren neuesten Erkenntnissen zur optimalen Pferdefütterung, welche Zuchtlinie zu meiner Stute paßt, welchen Sattel ich für mein Gangpferd benötige, welche Auslaufdrainage die beste ist ... Eines Abends überlegte ich, ob ich schreiend rauslaufe oder ob ich ihr sage, daß ich es begriffen habe, und zwar schon im ersten Durchgang. Ich entschied mich für letzteres – macht einfach einen besseren Eindruck. Die Reitfreundin war allerdings die längste Zeit eine gewesen.

Unterscheidung: Vervain – Impatiens

- **Vervain:** erschöpft sich darin, andere zu beeinflussen.
- **Impatiens:** zieht es vor, allein und ungehindert zu arbeiten, und versucht nicht, Einfluß zu nehmen.

Vervain verhilft Pferd und Reiter zu mehr Entspannung und der Erkenntnis, daß es mehrere Wege gibt, um zum Ziel zu gelangen.

Vine

Vitis vinifera

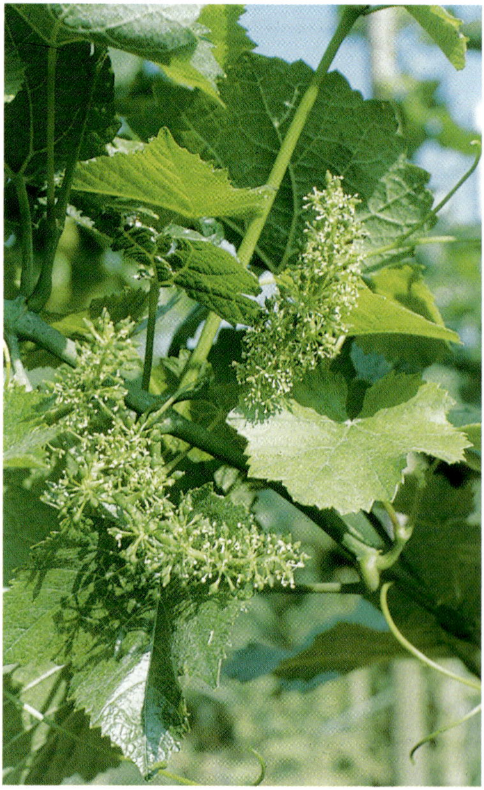

Weinrebe

Vorkommen: weltweit, in Auenwäldern und kultiviert
Blütezeit: Juni

Bestimmung: Die wilde Weinrebe ist eine bis zu 10 m hohe, winterharte, rankende Kletterpflanze. Die Blätter sind 3- bis 5lappig. Die Blüten sind gelbgrün und stehen in Rispen.
Die Blütenessenzen von Olive und Vine werden von Freunden des Bach-Centre in Spanien hergestellt.

Eigenschaft: **Vine** – der Tyrann
Bach schreibt: »Sehr fähige Menschen, die sich ihrer Fähigkeiten gewiß sind und ihren Erfolg zuversichtlich erwarten. Bei all ihrer Sicherheit denken sie, daß es auch für andere gut wäre, wenn sie sich überreden ließen, so zu handeln wie sie selbst, oder wie sie meinen, daß es richtig sei. Selbst im Krankheitsfall werden sie denen, die ihnen helfen und sie pflegen, Anweisungen erteilen und sich besserwisserisch zeigen. In Notsituationen sind sie zu außerordentlichen Leistungen in der Lage.«

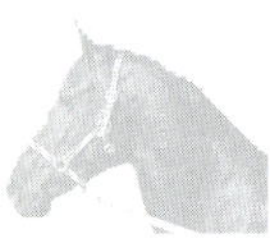

Pferd: Pferde, die Vine benötigen, sind oft die Leittiere der Herde. Dieses Dominanzstreben dehnen sie auch durchaus auf ihren Reiter aus. Sie lassen es sehr häufig auf einen Machtkampf ankommen und versuchen mit allen Mitteln, ihren

Kopf durchzusetzen. Vine-Pferde sind oft sehr lernunwillig, weil sie sich vom Reiter nichts sagen lassen wollen. Ich habe schon Pferde gesehen, die ausgesprochen aggressiv und gewalttätig auf die Einwirkung des Reiters reagiert haben. Es war unmöglich, sie in eine Unterordnung zu bekommen wie z. B. Rückwärtsrichten oder Schenkelweichen.
Mögliche körperliche Symptome sind Verspannungen und Steifheit der Gelenke. Ich habe Vine mit gutem Erfolg bei zwanghaften Handlungen wie Koppen oder Weben eingesetzt.

Reiter: Der Vine-Reiter ist fähig und selbstsicher. Er neigt jedoch dazu, seine Autorität zu mißbrauchen, um Macht über andere auszuüben. Oft fordern Vine-Reiter geradezu Gehorsam von anderen Lebewesen. Das sind die Menschen mit den stählernen Ellenbogen: »Platz da, hier komm' ich!«
Der Vine-Reiter hat gute Führungsqualitäten, mißbraucht sie aber häufig, um seine Ziele rücksichtslos durchzusetzen.
Typische Symptome sind Spannungskopfschmerz, Gelenkversteifungen (z. B. Morbus Bechterew) und hoher Blutdruck aufgrund von Gefäßverhärtungen.

Unterscheidung: Vervain – Vine

- **Vervain:** sie sind mit großer Begeisterung bei der Sache und möchten andere genauso begeistern.
- **Vine:** Vine fordert, daß man sich seiner Sache anschließt.

Vine hilft Pferd und Reiter, anderen Lebewesen die Freiheit der Wahl zu lassen.

Walnut

Juglans regia

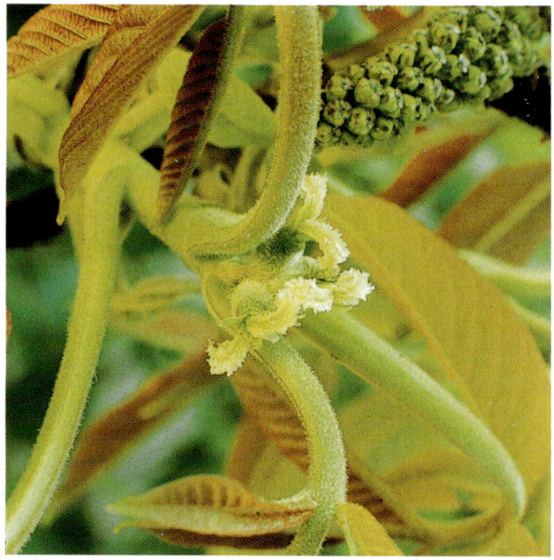

Walnuß

Vorkommen: Heimat: Südosteuropa, angebaut sehr weit verbreitet
Blütezeit: April bis Mai

Bestimmung: Die Walnuß ist ein bis zu 25 m hoher, fast kahler Baum mit graubrauner, rissiger Borke. Die Blätter sind wechselständig, langgestielt und unpaarig gefiedert. Die Fiederblättchen sind breit elliptisch und glänzend grün. Die männlichen Kätzchen werden bis zu 15 cm lang. Die weiblichen Blüten sind sehr unscheinbar in ihren 1- bis 5blütigen endständigen Blütenständen. Die grüne Steinfrucht mit lederiger Schale enthält die Walnuß.
In der Medizin wird die Walnuß bei Magen- und Darmentzündungen und äußerlich bei Hautkrankheiten eingesetzt.
In der Homöopathie findet die Walnuß bei Hautausschlägen, Hinterkopfschmerz und Gerstenkörnern Einsatz.

Eigenschaft: Walnut – überempfindlich gegenüber Einflüssen und Ideen
Bach schreibt: »Dieses Heilmittel, Walnuß, ist das Mittel für weiterführende Übergangsphasen: Zahnen, Pubertät, Wechseljahre.
Auch für große Entscheidungen im Laufe des Lebens, wie Wechsel der Religion, des Berufes, des Landes, in dem man lebt.
Es ist das Heilmittel für die große Veränderung. Das Mittel für jene, die beschlossen haben, in ihrem Leben einen großen Schritt voranzugehen. Die Entscheidung, weiterzuschreiten, mit allen Konventionen zu brechen, alte Grenzen und Beschränkungen hinter sich zu lassen und neu, auf bessere Weise, zu beginnen,

bringt häufig körperliche Beschwerden mit sich wegen der leichten Gefühle des Bedauerns, des Herzeleides bei der Trennung von alten Bindungen, alten Verbindungen, alten Gedanken.
Dieses Mittel wird lindern und helfen, die körperlichen Reaktionen auf solche Zustände zu beseitigen, sei der jeweilige Schritt voran ein innerer oder ein äußerer. Es ist das Mittel, das uns hilft, alle solche Übergangsphasen ohne Bedauern zu durchschreiten, ohne Rückblick in die Vergangenheit, ohne Ängste vor der Zukunft, und damit erspart es uns die gedankliche und körperliche Belastung, die so häufig mit solchen Anlässen verbunden ist.«

Pferd: Pferde, die Walnut benötigen, befinden sich gerade in einer Zeit der Veränderung ihrer Lebensumstände. Die Kombination Honeysuckle–Walnut hat sich bei Stall- und Besitzerwechsel sehr bewährt. Walnut erleichtert auch alle Übergänge im Leben wie Geburt und Tod oder auch das neue Dasein als Gnadenbrotpferd. Ich habe diese Blüte des öfteren bei sterbenden Pferde eingesetzt – als Erleichterung sowohl für Pferd wie für Besitzer. Diese Essenz nimmt die Angst vor der Veränderung.
Körperliche Veränderungen wie Zahnen oder Fellwechsel kann man mit Walnut gut unterstützen. Robustpferde, die in Offenstallhaltung leben, entwickeln ein dickes Winterfell und sind im Frühjahr für diese Unterstützung dankbar.
Ich setze diese Blüte zudem mit gutem Erfolg bei der Narbenbehandlung ein.

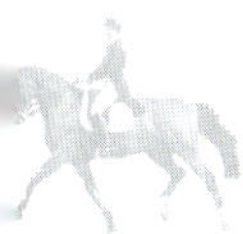

Reiter: Der Walnut-Reiter befindet sich auf einem neuen Weg und ist sich noch nicht sicher, ob er ihn gehen will. Diese Blüte verleiht Schutz vor äußeren Einflüssen zu Zeiten größerer Veränderungen in den Lebensumständen, sei dies nun körperlicher oder emotionaler Natur – Geburt und Tod, Pubertät und Wechseljahre, Scheidung, Pferdekauf oder Pferdeverkauf, Berufseintritt oder Umschulung, Umzug ... Walnut ist häufig das Mittel, das den Durchbruch schafft.

Walnut hilft Pferd und Reiter, mit dem Alten vollständig zu brechen und das Neue zu etablieren.

Water Violet

Hottonia palustris

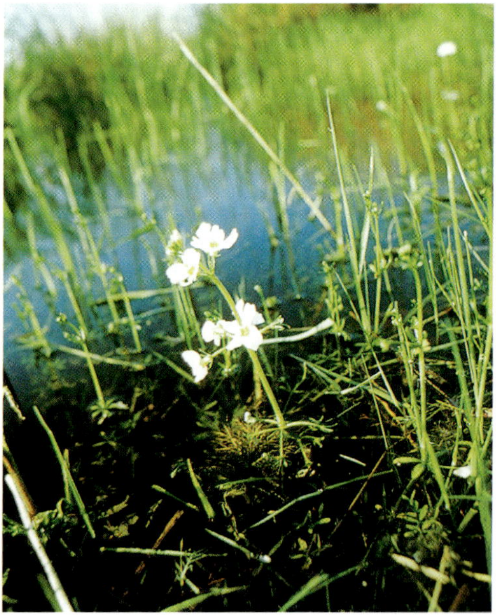

Sumpfwasserfeder

Vorkommen: Mitteleuropa, in Gräben, an Teichen und Altwasser
Blütezeit: Mai bis Juni

Bestimmung: Die Sumpfwasserfeder gehört zu den Schlüsselblumengewächsen. Sie ist eine winterharte Wasserpflanze. Die Staude wird 10–30 cm hoch. Der Stiel mit Blütenstand ist oberhalb der Wasseroberfläche. Die gefiederten Blätter sind untergetaucht. Die Blüten sind zartviolett mit gelbem Schlund. Sie stehen in traubigen Quirlen. Die Sumpfwasserfeder ist relativ selten geworden.
Die Sumpfwasserfeder findet in Medizin und Homöopathie keine Anwendung.

Eigenschaft: Water Violet – Distanziertheit und Stolz
Bach schreibt: »Dies sind sehr schöne Menschen, im Denken und oft auch körperlich. Sie sind sanft, ruhig, sehr kultiviert und doch auch Meister ihres Schicksals; sie führen ihr Leben mit stiller Sicherheit und Bestimmtheit. Sie sind gern viel allein. Im Krankheitsfalle können sie ein wenig stolz und reserviert sein, und dann wirkt dies auch auf sie selbst. Dennoch sind sie sehr tapfer und versuchen, allein und ohne Hilfe zu kämpfen und ihrer Umgebung keine Schwierigkeiten oder Sorgen zu bereiten. Sie sind wirklich tapfere Seelen, die ihre Aufgabe im Leben zu kennen scheinen und sie mit ruhigem, sicheren Willen erfüllen. Sie bauen selten starke Bindungen auf, nicht einmal zu ihren nächsten Mitmenschen. Sie ertragen Widerstand und Krankheit still, ruhig und tapfer, ohne zu klagen.«

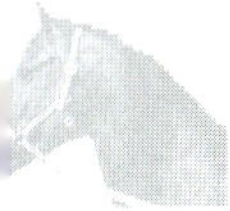

Pferd: Pferde, die Water Violet benötigen, sind Einzelgänger oder Außenseiter. Häufig sind es schöne Pferde mit einer sehr ausgeprägten Persönlichkeit. Sie suchen keinen Kontakt zu der anderen Herdenmitgliedern, und man sieht selten, daß sie Fellpflege mit Artgenossen machen. Dem Menschen sind sie auch nicht zugewandt. Der Besitzer eines Water-Violet-Pferdes wird nicht erleben, daß es ihm entgegenwiehert. Die Pflege durch ihren Besitzer erdulden Water-Violet-Pferde eher. Eine entspannende Behandlung durch TTeam-Arbeit nach Linda Tellington-Jones können sie nur schwer genießen, obwohl es ihnen guttun würde, da sie oft unter Verspannungen leiden.

Reiter: Der Water-Violet-Reiter ist gern allein und wahrt Distanz. Er ist kein Vereinsmensch und macht seine Ausritte oft allein. In die Angelegenheiten anderer mischt er sich nicht ein, und Auseinandersetzungen geht er aus dem Weg. Er ist sehr selbständig und oft auch sehr begabt. Auf andere Menschen macht er manchmal einen stolzen und hochmütigen Eindruck. Häufig fühlt der Water Violet-Reiter sich tatsächlich überlegen. Stolz manifestiert sich im Körper oft als Verspannung oder Steifheit. Ich habe bei vielen Patienten Spannungskopfschmerz, ausgehend von der Halswirbelsäule, gefunden.

Unterscheidung: Water Violet – Rock Water

- **Water Violet:** ist begabt und anderen tatsächlich oft überlegen; macht vieles mit sich selbst ab und wird immer isolierter.
- **Rock Water:** möchte sich gern überlegen fühlen und richtet daher alles auf seine Vervollkommnung.

Water Violet hilft Pferd und Reiter, anderen Lebewesen zu begegnen und Nähe zuzulassen.

White Chestnut

Aesculus hippocastanum

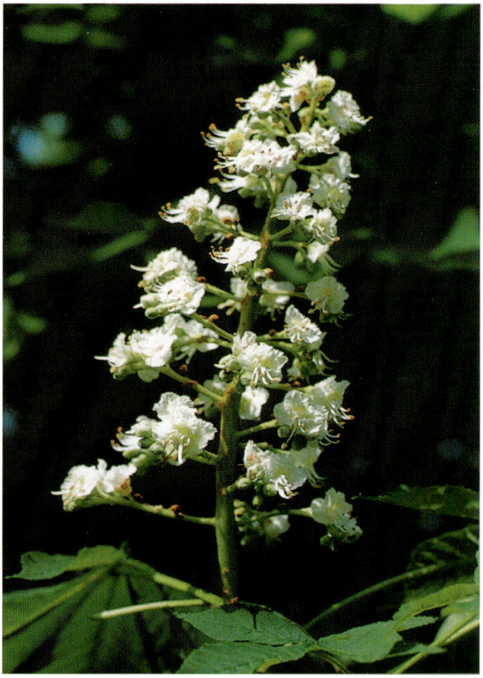

Roßkastanienblüten

Vorkommen: Heimat: Südosteuropa, Kaukasien, angepflanzt und gelegentlich verwildert
Blütezeit: Mai bis Juni

Bestimmung: Die Roßkastanie ist ein bis über 30 m hoher Baum. Die Borke ist graubraun. Die Blätter sind 5- bis 7zählig gefingert. Die Knospen sind klebrig. Die Blüten, die vorwiegend weiß sind und einen rosafarbenen, roten oder gelben Mittelpunkt haben, sind in aufrechten, kegelförmigen Rispen angeordnet.
In der Schulmedizin und in der Homöopathie werden Auszüge aus dieser Pflanze bei Erkrankungen des Gefäßsystems wie Krampfadern, Hämorrhoiden, venösen Stauungen, Durchblutungsstörungen und Frostschäden eingesetzt.

Eigenschaft: White Chestnut – ständig wiederkehrender innerer Dialog
Bach schreibt: »Für jene, die sich nicht dagegen wehren können, daß ihnen Gedanken, Vorstellungen und Argumente in den Sinn kommen, die ihnen unerwünscht sind. Das geschieht gewöhnlich in jenen Augenblicken, wenn das momentane Interesse nicht stark genug ist, um ihre Aufmerksamkeit ganz zu fesseln. Bedrückende Gedanken drängen sich immer wieder vor, und wenn sie einige Zeit verbannt waren, kehren sie hartnäckig zurück. Sie scheinen sich ständig im Kreise zu drehen und verursachen viel seelische Qual.
Wenn diese unerwünschten, unangenehmen Gedanken da sind, nehmen sie

einem den Frieden und machen es unmöglich, nur an die Arbeit, die Freude oder das Vergnügen des Tages zu denken.«

Pferd: Pferde, die White Chestnut benötigen, haben häufig Konzentrationsschwierigkeiten. Sie wirken geistig abwesend. Aufgaben erledigen sie nur sehr unaufmerksam. Mit ihren Gedanken scheinen sie ganz woanders zu sein. Ein guter Einsatzbereich für diese Essenz sind wiederkehrende Zwangshandlungen wie Koppen, Weben und Gegen-die-Boxwand-Treten. Die Kombination mit Vine hat sich gut bewährt. Das entbindet natürlich nicht von einer Veränderung der Haltungsbedingungen.

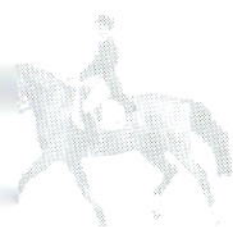

Reiter: Der White-Chestnut-Reiter leidet unter Gedanken, die sich ständig wiederholen, wie bei einer Schallplatte, bei der die Nadel hängt. Der Geist kommt nicht zur Ruhe. Die Gedanken kreisen, aber es kommt zu keiner Lösung. Dieser endlosen Beschäftigung mit einem Thema haftet etwas Zwanghaftes an. Typische Symptome sind Schlaflosigkeit, hier insbesondere Einschlafschwierigkeiten, Konzentrationsschwäche und ständige Wiederholung im Gespräch.
Der Sohn meiner Bach-Blüten-Freundin ist geistig behindert. Er liebt meine Stute Drifa. Wenn er uns besuchen kommt und ihm auffällt, daß meine Reitjacke nicht geschlossen ist, sagt er in endloser Folge zu mir: »Jacke zu!« White-Chestnut-Essenz bringt ihm Abstand.

White Chestnut verhilft Pferd und Reiter zu innerer Stille und der Konzentration auf das Wesentliche.

Wild Oat

Bromus ramosus

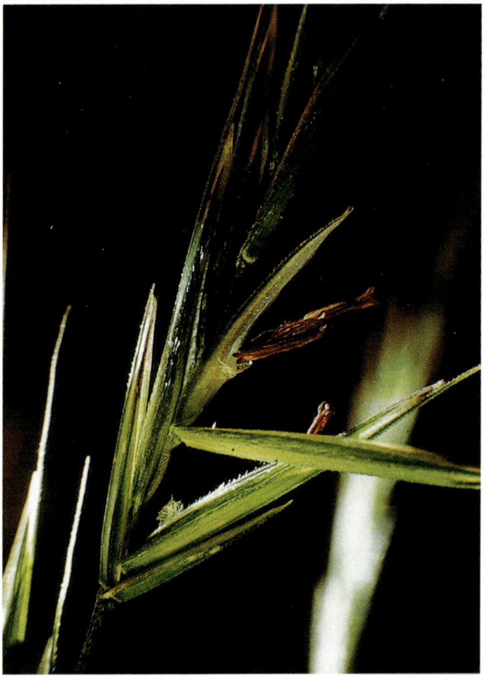

Wald-Trespe

Vorkommen: Mitteleuropa, an Heckenrändern und Waldrändern
Blütezeit: Juli und August

Bestimmung: Die Wald-Trespe ist die einzige Grasart, die Bach verwendet hat. Es handelt sich um ein bis zu 1,5 m hohes Gras mit schlanken Stielen. Die Blätter sind schlanke Halme, die den Stiel umschließen. Die Blüten hängen rispenartig herab wie beim richtigen Hafer, die Ährchen sind jedoch flacher und zählen bis zu sechs Blüten. In der Schulmedizin und in der Homöopathie findet die Wald-Trespe keine Anwendung.

Eigenschaft: Wild Oat – Unsicherheit und Unzufriedenheit
Bach schreibt: »Für jene, die den Ehrgeiz haben, in ihrem Leben etwas Außerordentliches zu leisten, die viel Erfahrung sammeln und alles genießen möchten, was das Leben ihnen zu bieten hat, die sich des Lebens in vollen Zügen erfreuen wollen. Ihre Schwierigkeit besteht darin zu entscheiden, welcher Beschäftigung sie nachgehen sollen, denn obgleich ihr Ehrgeiz groß ist, fühlen sie sich von keiner Berufung besonders angezogen. Dies kann zu Verzögerungen und Unzufriedenheit führen.«

Pferd: Pferde, die Wild Oat benötigen, sind begabt, aber sehr schnell desinteressiert. Bei längeren Dressuraufgaben oder beim Springen eines Parcours machen sie oft Fehler, da es ihnen an Durchhaltevermögen mangelt. Sie wirken gelangweilt und unzufrieden. Bach empfahl dieses Mittel, wenn kein anderes Besserung verschafft.

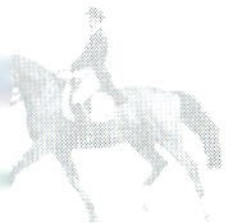

Reiter: Der Wild-Oat-Reiter ist sich sehr unsicher darüber, was seine Berufung ist. Im Gespräch mit Patienten konnte ich feststellen, daß es ein häufig anzutreffendes Problem ist.
Der Wild-Oat-Reiter hat oft viele hochfliegende Träume und Ambitionen, kann sich aber zu nichts langfristig durchringen. Es kommt vor, daß er mehrfach den Beruf wechselt – oder den Reitstil – oder die Pferderasse ...
Nirgendwo fühlt er sich so recht zu Hause. Er hat seinen inneren Frieden noch nicht gefunden.
Chancellor zitiert eine irische Redensart: »Ein Ire weiß nie, was er will, und wird auch nicht glücklich, bevor er es nicht bekommt.«

Dr. Bach schreibt über die Essenzen Holly und Wild Oat:
»Wenn ein Fall den Eindruck macht, er brauche viele Arzneien, oder wenn ein Fall auf die verschiedenen Heilmittel nicht anspricht, gebe man entweder Holly oder Wild Oat, und dann wird sich offenkundig zeigen, welches andere Mittel hier notwendig ist. In allen Fällen eines aktiven, angespannten Patiententyps gebe man Holly. Bei eher schwachen, verzagten Patienten gebe man Wild Oat.«

Wild Oat verhilft Pferd und Reiter zur Klärung tiefer Bedürfnisse.

Wild Rose

Rosa canina

Heckenrose

Vorkommen: Europa und Nordafrika, an Waldrändern, Hecken und steinigen Hängen
Blütezeit: Mai und Juni

Bestimmung: Die Heckenrose gehört zu den Rosengewächsen. Es handelt sich um einen kräftigen, bis zu mehreren Metern hohen Strauch mit bestachelten Zweigen und Blättern. Die Blätter sind 5- bis 7zählig gefiedert. Die Blättchen sind elliptisch und scharf und unregelmäßig gezähnt. Die Blüten treten einzeln oder gebüschelt auf. Die 5 Kronblätter sind hellrosa, selten weiß. Die Frucht ist eiförmig und fleischig rot.
In der Medizin werden die Hagebutten aufgrund ihres hohen Vitamin-C-Gehaltes zur Steigerung der Abwehrkräfte verwendet. Die Früchte werden ebenfalls zur Herstellung von Säften und Marmelade verwendet.

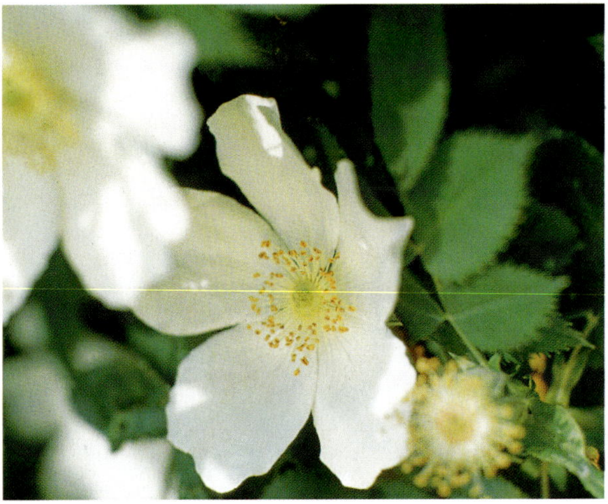

Eigenschaft: Wild Rose – Apathie und Resignation

Bach schreibt: »Für jene, die sich ohne genügenden Grund in Gleichgültigkeit allem ergeben, was geschieht, die einfach durchs Leben treiben, es annehmen, wie es sich bietet, ohne irgendeine Anstrengung zu unternehmen, die Dinge zu bessern und etwas Freude zu finden. Sie haben sich dem Lebenskampf klag- und widerstandslos ergeben.«

Pferd: Pferde, die Wild Rose benötigen, zeigen über einen längeren Zeitraum schon keinen Lebenswillen mehr – begründet durch eine chronische Erkrankung, schlechte Haltungsbedingungen oder auch Mißhandlung. Sie wirken teilnahmslos und energielos. Oft ist ihr Fell stumpf, so wie sie auch überhaupt keine Lebensenergie ausstrahlen. Unter dem Reiter zeigen sie sich müde und passiv. Es ist schwer, diese Pferde zu irgend etwas zu motivieren. Häufig leiden sie unter Appetitlosigkeit und magern stark ab.

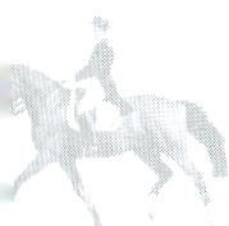

Reiter: Der Wild-Rose-Reiter ergibt sich in Resignation, Apathie und Fatalismus. Er will sich nicht mehr anstrengen und läßt sich treiben. Er strahlt keine Vitalität und Lebenslust aus. Er wirkt alles in allem grau in grau. Die Stimme ist häufig sehr monoton. Manchmal klagt er über zu niedrigen Blutdruck. Sehr oft leidet er unter zu kalten Füßen oder friert überhaupt leicht aus Mangel an Lebenswärme. Er wirkt wie eine 100-Watt-Birne, die nur 10 Watt abstrahlt.
Nicht umsonst setzt die Firma Weleda Wildrosenöl (allerdings Rosa-Mosqueta-Öl) für ein Körperöl ein. Ich empfehle meinen Patienten, noch die Bach-Blüte Wild Rose zuzusetzen und sich über einen längeren Zeitraum damit einzuölen.

Unterscheidung: Wild Rose – Gorse

- **Wild Rose:** ist noch passiver als Gorse – lebt in lähmender Gleichgültigkeit vor sich hin.
- **Gorse:** lebt in dem Gefühl, daß doch alles keinen Zweck hat, läßt sich aber bei seltenen Gelegenheiten doch noch motivieren.

Wild Rose verhilft Pferd und Reiter wieder zu Lebensfreude und positiver Lebensmotivation.

Willow

Salix vitellina

Weide

Vorkommen: Mittel- und Südeuropa, Asien, in Auenwäldern und an Flußufern
Blütezeit: April bis Mai

Bestimmung: Die Weidengewächse sind sommergrüne Bäume oder Sträucher. Es gibt viele verschiedene Weidenarten. Salix vitellina hat dotterfarbende Winterzweige, die sehr biegsam sind und nicht brüchig (Weidenkörbe). Daran läßt sich diese Weide gut erkennen. Die Dotterweide wird bis zu 25 m hoch. Die Rinde ist grob gefurcht und gelbgrün. Die Blätter sind wechselständig, lanzenförmig und fein gezähnt. Auf der Unterseite sind sie mit feinen weißen Haaren versehen.
In der Medizin wird die Weidenrinde als fieber- und entzündungshemmendes Mittel benutzt. »Aspirin« ist ein chemischer Verwandter der Weidenrinde.

Eigenschaft: Willow – Opfer des Schicksals
Bach schreibt: »Für jene, die ein Mißgeschick oder Unglück erlitten haben und dies schwer ohne Klagen und Verbitterung annehmen können, da sie das Leben vor allem nach dem Erfolg beurteilen, den es ihnen bringt.
Sie haben das Gefühl, so schwere Prüfungen nicht verdient zu haben; sie meinen, es sei Ihnen Unrecht widerfahren, und werden verbittert. Oft zeigen sie weniger Interesse und sind weniger aktiv in bezug auf jene Dinge, die ihnen früher Freude und Befriedigung gebracht haben.«

Pferd: Pferde, die Willow benötigen, haben oft schlechte Erfahrungen gemacht. Sie sind mißhandelt worden oder lebten längere Zeit unter schlechten Haltungsbedingungen. Bei dieser Blüte habe ich sehr oft beobachtet, daß das Pferd den Zustand von seinem Besitzer übernommen hat. Dies war dem Zweibeiner zumeist nicht bewußt. Die Willow-Pferde sind keine beliebten Herdenmitglieder. Sie sind außergewöhnlich feindselig und aggressiv – beißen und schlagen geradezu um

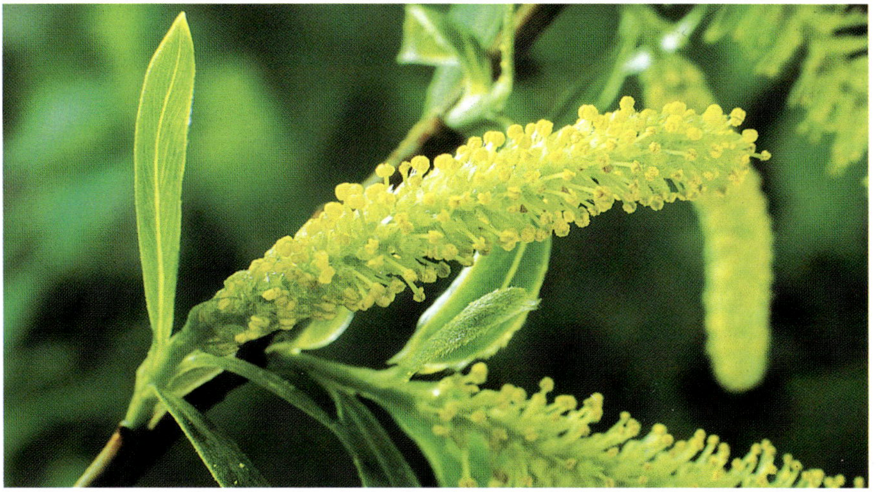

sich. Vorsicht! Willow-Pferde sind sehr nachtragend und leicht eingeschnappt. Oftmals machen ihnen Dinge, die sie früher gern getan haben, keinen Spaß mehr.

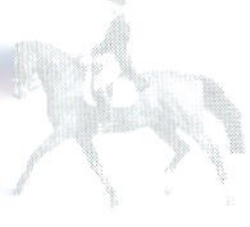

Reiter: Der Willow-Reiter fühlt sich als Opfer des Schicksals. Eine Patientin sagte gleich zu Anfang des Gesprächs zu mir: »Einen so schweren Fall hatten sie bestimmt noch nicht!«
Sie geben anderen die Schuld an ihren Lebensumständen und übernehmen keine Eigenverantwortung für ihre Lebensgestaltung. Oft ergehen sie sich in Selbstmitleid. Sie sind sehr schnell beleidigt und auch nachtragend.
Der Willow-Reiter ist ein schwieriger Patient, da er eine Besserung seines Zustandes nicht zugibt.

Unterscheidung: Willow – Holly

- **Willow:** leidet chronisch unter seiner Aggressivität und schlechten Laune.
- **Holly:** plötzlicher heftiger Ausbruch von Wut und Aggression.

Willow hilft Pferd und Reiter, ihren inneren Frieden wiederzuerlangen.

Bach-Blüten in der Praxis

Kinesiologische Testung von Bach-Blüten

Die benötigten Bach-Blüten können kinesiologisch ausgetestet werden. Beim Pferd geschieht dies durch indirekte Testung. Eine zweite Person wird zwischengeschaltet und stellt Körperkontakt zum Pferd her. Falls ein Pferd sich nicht gern anfassen läßt, kann auch der Surrogattest gewählt werden, wobei die Testperson neben dem Pferd steht, ohne es zu berühren. Da sie sich direkt im Energiefeld des Pferdes befindet, bekommen wir auch auf diesem Weg unsere Testergebnisse.
Diese Person sollte nicht der Reiter sein, sondern eine neutrale Person. Der Reiter würde vielleicht bewußt oder unbewußt die Testung manipulieren. Am geeignetsten als Testperson sind Personen unter 30 Jahren ohne Amalgambelastung, Gebißfehlstellung und ohne Allergieprobleme. Das Nervensystem muß intakt sein. Das grenzt unsere Auswahl stark ein.

Bevor wir Fragen an den Körper stellen, müssen wir einen klaren Muskelfunktionskreis herstellen, vergleichbar mit dem Eichen eines Instrumentes: wir testen **PACE**.

P – Positiv
A – Aktiv
C – Clear
E – Energie

Die Testperson wird aufgefordert, den Arm abgewinkelt zu halten: »Bitte halten!« Dabei muß der Ellenbogen gestreckt und der Arm gerade sein. Der Therapeut drückt dann den Arm für 1 bis maximal 2 Sekunden mit langsam ansteigendem Testdruck. Es ist wichtig, nur so fest zu drücken, daß man feststellen kann, ob die Testperson ihren Arm gegen das Herunterdrücken sperren kann oder nicht. Wir testen nicht die mechanische Kraft des Muskels, wie es zum Beispiel ein Krankengymnast machen würde, sondern die Energie in dem mit dem Muskel zusammenhängenden Meridian und die Fähigkeit des Körpers, die Energie zu erneuern.

1. Frage stellen
2. eine Sekunde warten
3. testen

Wir testen nun zunächst E – Energie:
Wasser ist eine notwendige Energieform für den Körper. In ihm löst sich Salz, und die Ionen vergrößern die Polarität und das elektrische Potential der Zellmembran. Wasser kommt eine wichtige Trägerfunktion zu, zumal wir zu einem großen Teil aus Wasser bestehen. Test: Man zieht sanft an einer Haarsträhne. Falls der Muskel schwach testet, ist die Korrektur, Wasser zu trinken.

Nun testen wir C – Clear:
Neurologische Desorganisation, auch Switching genannt, bewirkt ein Verwirrspiel bei der Testung. Wir bekommen falsch positive oder falsch negative Antworten vom Körper. Die Koordination zwischen rechts-links, oben-unten, vorn-hinten ist gestört. Im geswitchten Zustand kann zum Beispiel ein Problem der linken Körperseite als Problem der rechten Körperseite erscheinen.
Test: Abwechselnd mit der linken und der rechten Hand Druck auf den abgewinkelten Testarm ausüben und mit überkreuzten Händen testen.

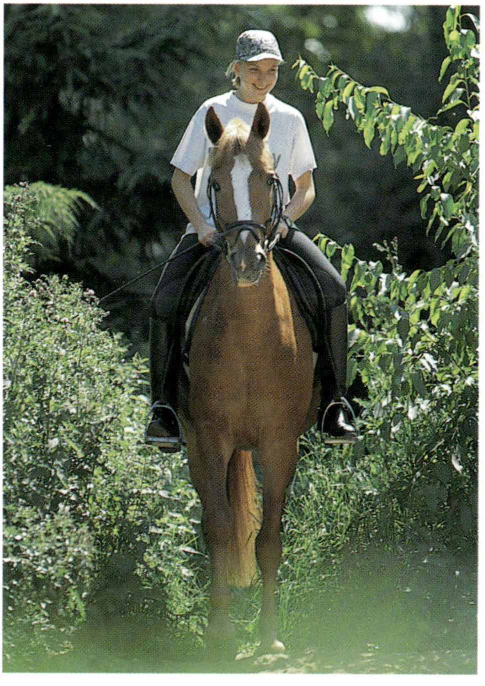

Natürliche Harmonie für Pferd und Reiter

Falls der Muskel schwach testet, ist die Korrektur, eine Hand auf den Bauchnabel zu legen und mit der anderen Hand den Akupunkturpunkt Niere 27 zu massieren. Dieser Punkt liegt etwa zwei Handbreit unter dem Kehlkopf. Wenn großflächig mit der ganzen Handfläche massiert wird, erwischt man den Punkt in jedem Fall. Unterhalb der Unterlippe und oberhalb der Oberlippe massieren wir zusätzlich zwei Akupunkturpunkte vom Zentralgefäß und vom Gouverneurgefäß.

Der dritte Test bezieht sich auf A – Aktiv:
Die linke und die rechte Gehirnhälfte sollen aktiviert sein. Beide Hälften sollten immer zusammenarbeiten, was jedoch bei dem überwiegenden Teil der Menschen nicht der Fall ist. Die meisten Menschen sind rechts stark, Rechtshänder und links schwach. Durch die Überkreuzung im Gehirn ist die linke Hirnhälfte für die rechte Körperseite zuständig. Bei vielen Menschen liegt also eine Dominanz der linken Hirnhälfte vor. Die intuitiven und künstlerischen Aspekte der rechten Hirnhälfte sind verkümmert. Wenn beide Hirnhälften voll aktiv und aufeinander abgestimmt sind, bewegen wir uns fließend, und wir haben Zugang zu unserer Kreativität und Intuition.
Test: Wir berühren den Akupunkturpunkt Milz-Pankreas 21, der direkt unter der Achsel liegt, und testen den Muskel.
Falls der Muskel schwach testet, führen wir Überkreuzbewegungen durch. Die Körpermitte muß überschritten werden, zum Beispiel rechte Hand an den linken Fuß.

Als letztes testen wir P – Positiv:
Hierbei testen wir, ob wir im Einklang mit uns sind und ob wir zentriert sind.
Test: Wir streichen am Zentralgefäß hinauf, hinunter und wieder hinauf. Das heißt vom Schambein bis zur Unterlippe; der Muskel soll stark testen, da dies die richtige Energieflußrichtung ist. Von der Unterlippe zum Schambein streichen wir entgegen dem Fluß, und der Muskel testet schwach. Streichen wir wieder aufwärts, bekommen wir eine starke Testreaktion.
Falls der Muskel abweichend testet, bürsten wir die Meridiane. Wir streichen mit unseren Händen über unseren Körper und beginnen im Gesicht. Dann folgen Brust, Bauch, Innenseite der Beine, Außenseite der Beine, Po und Rücken. Wir wiederholen diesen Vorgang dreimal.

Wenn sich die indirekte Testperson in PACE befindet, können die Bach-Blüten ausgetestet werden.
Zunächst wird das Streßthema benannt. Der Therapeut fragt dann, ob es erlaubt ist, zu diesem Thema zu testen. In seltenen Fällen kommt es vor, daß diese Erlaubnis nicht erteilt wird. Das muß respektiert werden und wir können zu diesem Thema zu diesem Zeitpunkt nicht testen. Wenn wir die Erlaubnis zum Testen haben, fragt der Therapeut, ob Bach-Blüten helfen.
Ich teste immer in Blöcken ab, da es sonst für die indirekte Testperson zu anstrengend ist. Früher gab es den Bach-Blütenset in vier Zehnerblöcken. Ich frage also: »Es helfen die Bach-Blüten 1-10, 11-20, 21-30, 31-38 oder die Notfalltropfen?« Den zutreffenden Bereich teste ich näher aus. Wenn ich zum Beispiel für den Bereich 1-10 einen starken Testmuskel habe, frage ich jede Blüte einzeln ab: »Es hilft die Bach-Blüte 1? Es hilft die Bach-Blüte 2?« und so weiter.
Die Kinesiologie ist eine gute Möglichkeit zu einer Bach-Blütenmischung zu gelangen, wenn der Reiter meint, für sich und sein Pferd treffen alle Blüten zu.

Fallbeispiele aus meiner Praxis

Fall 1: 24jähriger Holsteiner »Lausbub«

Lausbub war bis zu seinem fünften Lebensjahr bei Wiltfang und wurde dann verkauft. Später ging er Dressur bis L. Eine Weile ging er dann im Schulbetrieb. Mit 18 Jahren kaufte ihn seine jetzige Besitzerin. Erst jetzt lernte er eine Außenbox, Weidegang und ausgiebige Geländeritte kennen. In der Herde war Lausbub sehr verträglich. Er war weder ranghoch noch rangtief. Unter dem Reiter ist er sensibel, sanft, sehr gehorsam und bemüht.
Ein Backenzahn oben rechts wurde gezogen und drei Schneidezähne fehlen. Die Zunge hängt oft heraus.
Lausbub hat eine schwere Kiefervereiterung. Aus dem linken Nasenloch fließt Eiter ab. Aufgrund eines angenommenen Herzfehlers ist er lange Zeit nicht operiert worden. Diese Annahme stellte sich als falsch heraus und Lausbub wird Mitte 94 operiert. Der Abszeß wird gefenstert, doch leider kommt der Eiterfluß nicht zum

Stillstand. Dies ist zum Teil auch auf die falsche Wahl eines homöopathischen Mittels zurückzuführen, das eine Freundin empfohlen hatte, die keine homöopathische Ausbildung hatte. Man kann mit der unsachgemäßen Anwendung von homöopathischen Mitteln Schaden anrichten!!!

Lausbub frißt schlecht und wirkt apathisch, als ich im Dezember hinzugezogen werde. Das homöopathische Mittel wird abgesetzt. Zum Auftragen auf die Wunde bekommt die Besitzerin die Notfallcreme, die durch den Zusatz von Crab Apple sehr stark wundreinigend wirkt.

Die verordnete Bach-Blütenmischung:

- Centaury
- Crab Apple
- Gorse
- Scleranthus
- Star of Bethlehem
- Walnut

Centaury, weil er ein so gehorsames und bemühtes Pferd war. Das Problem ist das Grenzensetzen. Lausbub konnte auch zu den Eitererregern nicht NEIN sagen. Crab Apple als Reinigungsblüte – Reinigung auch von den vielen vorher eingesetzten Medikamenten. Gorse als Hoffnungsblüte, weil sich dieser Zustand schon über Monate hinzieht. Scleranthus, weil sich sein Zustand von einer zur anderen Stunde verschlechtert. Star of Bethlehem als Traumablüte und weil er dazu neigt, bei Schreck zu einer Salzsäule zu erstarren. Walnut, um die Neubildung von gesundem Gewebe zu fördern.

Die Besitzerin führte Tagebuch:

7.12. (ein Tag nach meinem Stallbesuch)

»Allgemeiner Zustand recht gut, munter auf der Weide, nach der Weide wenig gelblicher Eiter, kaum Geruch (vom Ausfluß), guter Appetit.

8.12. Guter Zustand, auf der Weide munter, danach beim Reiten sehr gehfreudig, kaum Ausfluß und Geruch.

9.12. Guter Zustand, munter auf der Weide, wenig gelblicher Eiter, etwas Geruch.

10.12. Guter Zustand, beim Ausritt gehfreudig, kein Ausfluß, kaum Geruch.

11. 12. –17. 12. Jeder Tag gut, sehr munter bis albern, beim Reiten sehr, sehr munter, wenig Geruch, etwas eitriger Ausfluß, frißt gut!

18.12. Gleichbleibend guter Zustand, obwohl er der Futtermenge entsprechend etwas runder sein könnte.

Die Bach-Blütenmischung wird noch zweimal gegeben und Lausbubs Zustand ist stabil gut.

Anfang März werde ich wieder gerufen. Das untere Ende der Narbe war wieder aufgebrochen und etwas Eiter und Blut traten aus. Zudem zeigte der Bereich eine handtellergroße Schwellung. Er will sich auch nicht mehr am Kopf anfassen lassen. Die Besitzerin behandelt Lausbub mit Arnikatinkturkompressen, die ihm auch sehr gut tun. Auf die Frage nach besonderen Vorkommnissen berichtet die Besitzerin, daß ein junges Mädchen mit Lausbub für das Reiterabzeichen trainiert. Er war so gut drauf, daß sie es versuchen wollten. Offensichtlich war er damit überfordert, wollte aber mal wieder die an ihn gestellten Anforderungen erfüllen. Daher bekam er als Mischung:

- Centaury
- Crab Apple
- Gorse (wegen des Rückfalls)
- Star of Bethlehem
- Walnut

Seither geht es Lausbub stabil gut.

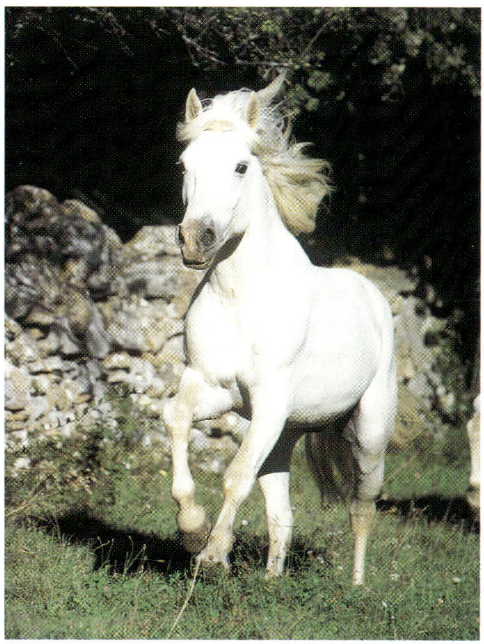

Natürliche Haltungsbedingungen tragen enscheidend zur Vitalität bei

Fall 2

Ein 12jähriger Hannoveranerwallach bekam in der Mitte der Turniersaison vor jedem Start starken Durchfall. Der Zustand verschlimmerte sich. Nun trat der Durchfall auch schon ohne Turnierstreß in der Halle oder auf dem Springplatz auf. Der Wallach war praktisch nicht mehr reitbar.

Durchfall ist ohne organische Ursache eine körperliche Reaktion auf Angst. »Ich mache mir vor Angst in die Hosen.« Angst mit so starken körperlichen Auswirkungen finden wir im blockierten Rock-Rose-Zustand.
Nachdem der Wallach ein paar Tage Rock Rose bekommen hatte, rief mich der Besitzer an und fragte mich, was für Teufelstropfen ich seinem Pferd verschrieben hätte. Der Wallach hatte seine panische Angst überwunden und war wieder zu reiten.

Mit Rock Rose habe ich auch den Sohn einer Reitfreundin behandelt, der sich morgens, bevor er in die Schule mußte, in die Hosen machte. Er sollte nicht mit auf Klassenfahrt, weil es schlecht zu verbergen gewesen wäre.
Rock Rose half ihm durch seine Angst, und er konnte mit auf die Reise gehen.

Fall 3: 7jährige Hannoveranerstute Almea

Die Stute befindet sich seit ein paar Monaten in neuem Besitz (Zweitbesitz). Almea giftet ihre Artgenossen an, vor allem die andere Stute der Tochter der Familie. Von Anfang an hat die Stute Platzangst in Gängen und in der Box. An einem Wochenende fuhr die Familie zum Turnier. Nach 20 km randalierte die Stute auf dem Hänger trotz Pferdegesellschaft. Sie schlug nach vorn und nach hinten aus. Almea wurde mitten auf einer Autobahnauffahrt umgeladen, ging auch brav auf den zweiten Hänger und wurde zurückgefahren. Im Stall war sie wieder sehr unruhig.
Die verordnete Bach-Blütenmischung:

- Aspen
- Cherry Plum
- Holly
- Rock Rose
- Star of Bethlehem

Aspen gegen die grundlose Angst, Cherry Plum wegen der überschießenden Reaktionen, Holly wegen der starken Eifersucht auf das zweite Pferd der Tochter, Rock Rose wegen der panikartigen Reaktionen und Star of Bethlehem als Trau-

mablüte. Interessant ist, daß auch ein Mitglied der Familie unter schweren Panikattacken litt.
Nach Gabe der Blütenmischung ließ die Stute sich auf kleineren Stecken transportieren. Die Eifersucht hatte deutlich nachgelassen. Familienmitglieder wurden mitbehandelt.

Fall 4: 11jährige Islandstute Hafdis

Hafdis wurde vor drei Jahren von ihrer jetzigen Besitzerin gekauft. Sie ist ein Importpferd mit gekerbtem Ohr und kopfscheu bis zur Panik. Seit zwei Jahren leidet sie unter einer Bindehautentzündung. Das rechte Auge ist stärker betroffen. Die Entzündung und die Schwellung zeigen sich überwiegend im Unterlid. Die Stute ist sehr schmerzempfindlich und wehleidig.
Die verordnete Bach-Blütenmischung:

- Beech
- Crab Apple
- Chicory
- Star of Bethlehem

Beech wegen einer möglichen allergischen Reaktion. Crab Apple als Reinigungsblüte. Chicory wegen der Schmerzempfindlichkeit und Hautzone rechtes Auge. Star of Bethlehem wegen des Traumas, das zu der Kopfscheu geführt hat, und Hautzone linkes Auge.
Bei Pferden, die sich Augentropfen einträufeln lassen, sind die Euphrasia comp. Augentropfen von der Firma Weleda ein guter Tip.
Nach drei Wochen bekam ich einen Anruf, daß die Tropfen sehr gut geholfen haben. Die Behandlung wurde noch einmal wiederholt.

Fall 5: 6jähriger Quarterhorsewallach Mister Kent

Mister Kent wurde von seinem Besitzer als Absetzer erworben. Er wuchs in einer Herde auf und hatte freien Weidegang. Mister Kent wird nur von seinem Besitzer geritten. Er ist ruhig und ausgeglichen. Unvorhersehbaren Reithindernissen und Fahrzeugen begegnet er gelassen. Im Herbst 1994 hustete das Pferd des öfteren

kurz an. Der Zustand besserte sich sofort, wenn das Pferd an die frische Luft kam. Ein hinzugezogener Tierarzt diagnostizierte eine Stauballergie.
Mister Kent wurde während der Weidesaison 95 nur noch auf der Weide gehalten, und zwar in Offenstallhaltung mit drei anderen Pferden zusammen.
Als Erfolg dieser Maßnahme war ein vollständiges Abklingen der allergischen Symptome zu verzeichnen. Bei der Aufstallung im Oktober 95 war wiederum ein leichtes – jedoch jetzt weniger und in zeitlichen Abständen sehr geringes – Anhusten zu hören. Nachdem der Besitzer einen Artikel von mir in einer Fachzeitschrift gelesen hatte, wandte er sich an mich.
Die verordnete Bach-Blütenmischung:

- Beech
- Crab Apple
- Walnut

Beech als Allergieblüte. Crab Apple als Reinigungsblüte und Walnut als die Blüte, die den Durchbruch schafft. Diese Mischung zeigte gute Wirkung.
In die nächste Mischung kam zusätzlich noch Chicory, da es Mister Kent immer ein bißchen schlechter ging, wenn der Besitzer sich nicht so viel um ihn kümmern konnte. Zusätzlich bekam er das homöopathische Mittel Galphimia glauca, ein ausgezeichnetes Umstimmungsmittel bei Allergien der Atemwege.
Sein Befinden ist stabil gut.

Fall 6: 11jähriger Islandwallach Neisti

Neisti ist ein kräftig gebauter, fuchsfarbener Islandwallach. Er ist eher ein phlegmatisches Pferd, aber wenn man ihn ein wenig animiert, reagiert er mit Interesse auf seine Umwelt und die ihm gestellten Aufgaben. Neisti hat oftmals seinen eigenen Dickkopf und kennt die Grenzen seines Reiters sehr gut.
Im August 94 werde ich zugezogen, da Neisti im Juli/August eine starke Insektenstichallergie entwickelt hatte.
Er war übersät mit Quaddeln. Das Pferd glich einem Streuselkuchen.
Die verordnete Bach-Blütenmischung:

- Beech
- Crab Apple

Beech als Allergieblüte und Crab Apple als Reinigungsblüte.
Die Symptomatik wurde nach drei bis vier Tagen sichtlich besser und nach acht bis zehn Tagen waren sämtliche Quaddeln beim Pferd verschwunden.
1995 und 1996 bekam Neisti beim ersten Anzeichen einer Insektenstichallergie seine Blütenmischung. Die Symptome waren schnell verschwunden.
1997 war alles anders. Die Bach-Blüten brachten kurz Besserung, doch infolge der Insektenplage verschlechterte sich sein Befinden wieder.
Ich setzte das homöopathische Allergiemittel Cardiospermum halicacabum ein. Das brachte leider nicht den Durchbruch.
Der kam erst mit Apis mellifica, einem dreiwertigen Allergiemittel bei Insektenstichallergie mit ödematöser Schwellung und Berührungsempfindlichkeit.

Fall 7: 5jährige Warmblutstute Elfi

Die eher zierliche Apfelschimmelstute war Schulpferd in einem großen Reitstall. Elfi war zum ersten Mal tragend. Sie war schon drei Wochen über den angenommenen Geburtstermin hinweg, als man den Tierarzt hinzuzog. Die Geburt wurde eingeleitet. Elfi hatte Zwillingsfohlen ausgetragen.
Ein Fohlen war schon tot zur Welt gekommen. Das andere Fohlen lebte nur sehr kurz. Danach duldete die Stute keinen Sattel. Sie ließ sich auch nicht reiten. Bis auf die junge Frau, deren Pflegepferd sie war, ließ sie niemanden an sich heran. Sie machte einen apathischen Eindruck. Das Fell war stumpf und sie fraß schlecht.
Die verordnete Bach-Blütenmischung:

- Star of Bethlehem
- Sweet Chestnut
- Walnut

Star of Bethlehem als Traumablüte – das Erlebnis der Totgeburt. Sweet Chestnut, um der Stute durch die dunkle Nacht der Seele zu helfen. Walnut als Blüte für den Neuanfang.
Die Stute zeigte nach kurzer Zeit wieder Interesse für ihre Umwelt und ließ sich auch wieder reiten.

Fall 8

In einem Stall, wo Hannoveraner gezüchtet werden und wo ich schon öfters zur Behandlung war, ereignete sich ein Unglück. Eine 5jährige, wunderschöne und sehr blütige Stute verfing sich im Stacheldraht. Da die Weide eine weit außerhalb gelegene Außenweide war, wurde dies erst am folgenden Tag bemerkt. Die Stute war bereits verblutet.

Ein vermeidbares Unglück – ich hasse Stacheldraht.

Die anderen Stuten waren zutiefst verstört. Ich behandelte sie mit Notfalltropfen über ein paar Tage.

Diese Stute wurde von einem jungen Mädchen betreut, das zu diesem Zeitpunkt im Urlaub war. Als sie wieder in den Stall kam, war ich zufällig dort. Sie war nach der schlechten Nachricht wie versteinert. Sie bekam die Mischung von Star of Bethlehem, der Traumablüte und Honeysuckle, weil der Tod so plötzlich kam und sie sich nicht verabschieden konnte. Die Bach-Blüten halfen ihr durch ihre Trauer.

Fall 9: 11jähriger Islandwallach Stjarni

Stjarni hatte immer wieder Kolikprobleme. Er stand dann jedesmal da, als müßte er äppeln, aber es tat sich nichts. Manchmal war der Tierarzt zweimal die Woche im Stall. Als ich hinzugezogen wurde, befragte ich die Besitzerin nach genauen Umständen. Schließlich kamen wir darauf, daß Stjarni die Kolikattacken immer bei Wetterwechsel bekam. Ich verordnete ihm Scleranthus, wegen seines fehlenden inneren Gleichgewichts, das ihn die Wetteränderung nicht verkraften ließ. Stjarni hat seitdem keine Koliken mehr gehabt.

Interessanterweise hatte seine Besitzerin Kopfschmerzen bei Wetterwechsel. So bekam sie auch gleich Scleranthus verordnet.

Fall 10: Pony Lord (Welsh-Mix)

Lord lernt schnell und leicht. Er hat aber Probleme mit der Konzentration. Lord ist sehr oft abgelenkt von anderen oder neuen Dingen. Er läßt sich kurz auf die Reiterin ein, ist aber zu ungeduldig, um wirklich mit ihr zusammenzuarbeiten. Er

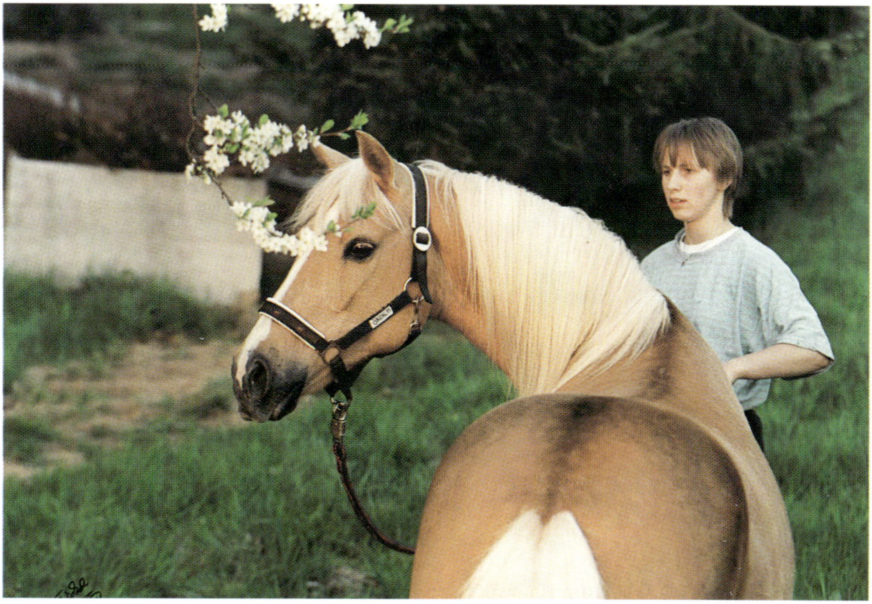

Frühlingszeit ist Blütenzeit

weiß immer schon alles vorher, startet zu früh und ist zu schnell und zu fahrig in allen Dingen, die er tut. Rückwärtsrichten kann er nicht ausstehen. Manchmal wird Lord sehr heftig und versucht die Reiterin abzubuckeln.

Die verordnete Bach-Blütenmischung:

- Cherry Plum
- Impatiens
- Scleranthus

Cherry Plum wegen den überschießenden Reaktionen. Impatiens wegen der großen Ungeduld – er will vorwärts, nicht rückwärts – und Scleranthus wegen der Unausgeglichenheit.

Eine Woche später ruft die Besitzerin mich an und erzählt mir, daß Lord rückwärts mit ihr durch das L geht und außerdem über beide Bögen des L Schenkelweichen mit den Stangen zwischen Vor – und Hinterbeinen macht. Die positive Entwicklung hielt an, auch weil ich die Besitzerin mit Clematis wegen ihrer Tagträumerei behandelte. Die beiden starteten auf kleinen Turnieren mit gutem Erfolg.

Fall 11: 14jährige Vollblutaraberstute Wabana

Wabana befand sich in Zweitbesitz und wurde nur zur Zucht eingesetzt. Sie war zur Zeit wieder tragend und ihre Besitzerin rief mich an, da die Stute eine starke Stauballergie entwickelt hatte. Die Besitzerin beschrieb Wabana als defensiv und in sich gekehrt; sie wäre eine Einzelgängerin, aber eine gute Mutter. Wenn neue Situationen auftreten, reagiert sie hektisch und ängstlich.

Sie verspannt sich dann bis zur Panik.

Die verordnete Bach-Blütenmischung:

- Beech
- Crab Apple
- Impatiens
- Rock Rose
- Star of Bethlehem
- Water Violet

Beech als Allergieblüte. Crab Apple als Reinigungsblüte. Impatiens wegen der Nervosität. Rock Rose wegen der Panikzustände. Star of Bethlehem, die Traumablüte, um Therapieblockaden zu vermeiden. Water Violet wegen ihres Einzelgängerdaseins, was für ein Herdentier ja eher ungewöhnlich ist. Die Besitzerin wurde mitbehandelt. Auch sie benötigte Water Violet. »Ich fühle mich abgekapselt.«

Die Stute erhielt zwei Mischungen in Kombination mit dem homöopathischen Mittel Cardiospermum. Ihr Zustand verbesserte sich bis zur Symptomfreiheit.

Dann kamen zwei Fohlen neu in den Herdenverband. Wabana zeigte sich sehr aggressiv und begann wieder zu husten.

»Ich huste euch was!« Die Gabe von Holly, der Aggessionsblüte, löste dieses Problem.

Fall 12: 11jährige Islandstute Magna

Die Stute wurde im Juli 94 gedeckt. Sie war tragend, resorbierte aber leider. Es entwickelte sich eine schwere Mastitis – Brustdrüsenentzündung –, wobei eine Zitze stärker betroffen war. Ein Tierarzt wurde hinzugezogen. Nach der Behandlung mit einem Antihistaminikum und einem homöopathischen Kombinationspräparat – Traumeel – ging die Schwellung zurück, kam aber wieder. Zudem hatte

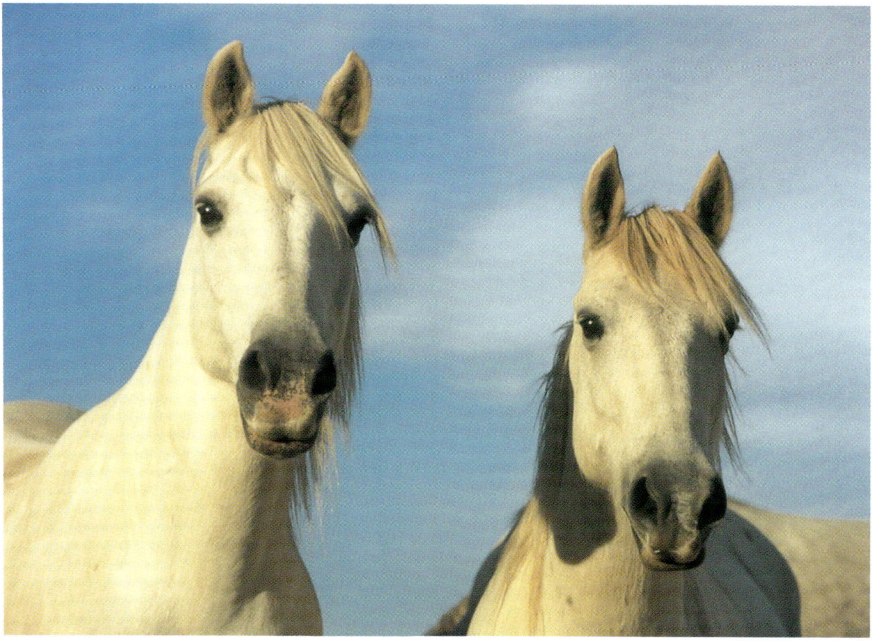

Bach-Blüten sorgen für ein inneres Gleichgewicht

die Stute eine Korbblütlerallergie – so auch gegen Arnika als Bestandteil von Traumeel.
Die Besitzerin hatte es dann erfolglos mit Quark versucht. Sie rief mich an, und ich empfahl ihr, die Notfallcreme aufzutragen. Kurz drauf schrieb sie mir: »Man konnte regelrecht zuschauen, wie das Euter abschwoll, die Entzündung sich verflüssigte. Nach dem Abmelken der eitrig-blutigen Flüssigkeit fühlt Magna sich schon wohler. Es geht doch nichts über Bach-Blüten!«

Fall 13: 7jähriger Islandwallach Abel

Abel ist im November 95 nach Deutschland gekommen. Er ist Viergänger mit gutem Tölt. Abel geht sehr gern und fleißig. Am Anfang reagierte er sehr sensibel auf Berührungen. Inzwischen läßt er sich vorsichtig mit dem Schenkel treiben.

Am Halfter und an der Hand ist Abel völlig unproblematisch und macht alles mit. Er geht gut auf den Hänger. Unter dem Sattel ist Abel anders. Beim Aufsteigen geht er rückwärts, bis er wieder einen Menschen sieht – es nutzt keine Mauer hinter ihm, sondern nur jemand, der bei seinem Kopf steht und den er sehen kann. Beim Reiten ist Abel ziemlich schreckhaft, hat Angst vor Baumstämmen, Hunden, Geländern ... Anfangs – beim Alleinreiten – hat er sich fürchterlich aufgeregt, hat umgedreht und ist weggelaufen. Dabei war er kaum zu stoppen. Andererseits hat er seinen eigenen Kopf, besonders wenn es um das Wegreiten geht. Wenn es ihm nicht paßt, probiert er alle paar Meter umzudrehen – immer über die linke Schulter. Dies macht Abel sehr schnell, und gegenhalten ist so gut wie unmöglich. Er regt sich dabei ziemlich schnell auf, wird kopflos und achtet nicht mehr darauf, wohin er dreht oder rennt. In unbekanntem Gelände ist es besser. Dort versucht er es zwar auch, aber wenn Abel nicht durchkommt, läßt er es ziemlich schnell bleiben. Leider fällt ihm manchmal auch mitten auf der Straße ein umzudrehen. Wenn er zuviel fettes Gras gefressen hat, fühlt er sich an wie ein Pulverfaß, bei dem nur noch der letzte Funken zum Explodieren fehlt. Trotzdem kann er auch das liebste Pferd der Welt sein, ruhig und locker.

Im August 96 erhalte ich die Beschreibung von seiner Besitzerin und verordne:

- Honeysuckle
- Mimulus
- Rock Rose
- Star of Bethlehem
- Vine
- Walnut

Honeysuckle/Walnut, um Abel die Umstellung, nun in einem neuen Land zu sein, ohne seine vertraute Herde, zu erleichtern. Zudem müssen sich auch die neue Besitzerin und Abel aneinander gewöhnen. Mimulus gegen seine konkreten Ängste. Rock Rose gegen seine kopflosen Panikattacken. Star of Bethlehem, die Traumablüte, gehört in jede erste Mischung. Vine gegen seine Neigung, unbedingt seinen Kopf durchsetzen zu wollen.

Im September wird die Behandlung noch einmal wiederholt. Abel hat sich zu einem zuverlässigen und ausgeglichenen Freizeitpferd entwickelt.

Fall 14: 6jähriger Ponywallach Alamo

Die Mutter ist eine Araber-Ponystute und der Vater ist ein Pony-Tigerschecke. Alamo befindet sich in Erstbesitz und ist seit seiner Geburt im selben Stall bzw. auf derselben Weide. Mit 11 Monaten wurde er gelegt. Er hat ein Stockmaß von 153 cm. Mit drei Jahren bekam er zum erstenmal Sommerekzem in Mähne und Schweifrübe. April bis November bekommt Alamo frisches Grünfutter oder Weidegang. Im Sommer ist er Tag und Nacht im Freien. Die Gewässernähe bringt leider viele Insekten mit sich. November bis April gibt's zweimal täglich Heu und zwei Handvoll Pferdekorn oder Maisschrot.

In der eigenen Herde ist er der Chef. Fremden Pferden gegenüber ist Alamo neugierig, aber sehr ängstlich und vorsichtig. Gegenüber Menschen ist er sehr zutraulich, jedoch etwas störrisch. Er wird wenig geritten. Vor großen Maschinen, Hunden, Kutschen und allem Fremden hat er Angst. Alamo mag das Reiten in Reithallen nicht und ist sehr geräuschempfindlich.

Die verordnete Bach-Blütenmischung im März 96:

- Beech
- Crab Apple
- Mimulus
- Walnut

Beech als Allergieblüte und Crab Apple als Reinigungsblüte.

Mimulus wegen seiner diversen Ängstlichkeiten. Walnut, um den Fellwechsel zu erleichtern und eventuelle Ekzemstellen schneller abheilen zu lassen.

Ende September 96 schreibt die Besitzerin:

»Nachdem ich unseren Wallach Alamo nach Ihrer Anweisung mit Bach-Blüten behandelt habe, konnte ich einen wesentlich leichteren Verlauf des Sommerekzems beobachten. Juckreiz trat erst im Juni leicht auf und hält noch an. Die Stellen an Mähne und Schweif sind zwar verdickt, doch gab es kaum offene Stellen, die dann mit Melkfett behandelt wurden. Im ganzen war eine große Besserung festzustellen.«

Fall 15: 4jährige Quarterstute Lisa

Ich erhielt folgende Beschreibung von der Besitzerin: »Ich kaufte Lisa im Alter von 6 Wochen. Es war Liebe auf den ersten Blick. Eigentlich wollte ich ein Freizeitpferd nur zum Geländereiten. Nun hatte ich ein Fohlen und keine Vorstellung, was mit der Aufzucht desselben auf mich zukommt.

Lisa war von Anfang an eine sehr selbstbewußte kleine Stute. Sie spielte wenig mit anderen Fohlen und war eher ernst. Schmusen war und ist nur bedingt erwünscht. In ihrer Fohlenzeit habe ich mich fast jeden Tag ca. 2 Stunden mit ihr beschäftigt. Sie lernt schnell, ist aber dabei sehr kritisch, was Sinn und Unsinn der Aktionen betrifft. Mit der Zeit fixierte sie sich mehr und mehr auf mich, zeigte es aber nur in Angstsituationen. Durch mangelnde Konsequenz meinerseits entwickelte sie einige Unarten, wie am Halfter auf den Führenden zuspringen, Hufe beim Auskratzen wegziehen, angebunden nicht stillstehen und dergleichen mehr. Nur durch sehr viel Disziplin meinerseits konnte ich ihr das meiste wieder abgewöhnen.

Im Alter von zwei Jahren fing sie plötzlich an, aggressiv zu werden. In ihrer Box stritt sie ständig mit dem Nachbarpferd, schlug gegen die Boxenwände (der Tierarzt war Dauergast), und verprügelte die anderen Pferde auf der Weide. Erst eine absolute Einzelbox ohne Sichtkontakt zu anderen half ein wenig.

Ich beschloß, eine andere Haltungsform für sie zu suchen. Im Februar letzten Jahres wurde sie umgestellt – in eine Außenbox mit täglichem Auslauf/Weidegang. Die Aggressionen gingen zurück. Sie wurde ohne Probleme angeritten und vertrug sich gut mit anderen Pferden auf der Weide. Das Schlagen gegen die Boxenwände blieb leider, bis wir den Sichtkontakt unterbanden. In ihrer neuen Heimat bekam sie erstmalig eine Krampfkolik, die sich in der Stallperiode ca. 3- bis 4mal wöchentlich wiederholten. Im Sommer blieben sie dann aus. Im Herbst wurde sie dann in einer Offenbox (11 qm) mit Paddock (20 qm) aufgestallt.

Bis Silvester war dann auch alles gut. In der Silvesternacht bekam sie eine schwere Krampfkolik, die tierärztlich behandelt werden mußte. In der Folgezeit beobachtete ich bei jedem Wetterwechsel von kalt auf warm oder verstärktem Wind Anflüge oder den Ausbruch von Krampfkoliken und gestern auch eine Verstopfungskolik.

Lisa ist als charakterstarkes Tier zu bezeichnen mit großem Drang zur Selbstän-

digkeit. Wenn sie Angst hat oder unsicher ist, sucht sie den Kontakt zu mir. Scheuen ist bei ihr eher selten. Sie regt sich innerlich auf, was nur der genaue Beobachter feststellen kann. Zärtlichkeit duldet sie mehr, als daß es von ihr gewünscht wird. Mich nimmt sie eher aus Freundlichkeit mit. Ihr Herdendrang ist nicht sehr ausgeprägt. Auf der Weide steht sie oft allein.
Streitigkeiten geht Lisa jetzt eher aus dem Weg. Sie ist sehr futterneidisch. In der Stallperiode möchte sie gern von mir beschäftigt werden, auch wenn sie sich mit anderen Pferden im Auslauf befindet. In der Herde hat sie jetzt zwei Freunde (Stute und Wallach) gefunden, mit denen sie ausgeprägte Kontakte pflegt.«
Die verordnete Bach-Blütenmischung:

- Cherry Plum
- Chicory
- Crab Apple
- Scleranthus
- Star of Bethlehem

Cherry Plum wegen der überschießenden Reaktionen und der Verstopfungskolik (den Drang zurückhalten). Chicory wegen der Tatsache, daß die Stute zu einer Zeit, in der die Besitzerin durch ihr Studium stark gefordert ist, krank wird (wenn ich krank bin, mußt du dich um mich kümmern). Crab Apple, die Reinigungsblüte, bei allen Verdauungsproblemen. Scleranthus wegen der Neigung zur Kolik bei Wetterwechsel. Star of Bethlehem, die Traumablüte, wegen der Kolik an Silvester und um vorhergegangene Traumen aufzulösen.
Zwei Wochen später berichtet die Besitzerin mir, daß Lisa trotz eines Wetterwechsels mit starkem Temperaturanstieg keine Kolik bekam; nur sei sie plötzlich ängstlich.
Für sich selbst wollte die Besitzerin gern eine »Prüfungsmischung«, da sie in zwei Wochen ihr Examen machen müßte. In die Examensmischung kamen unter anderem Aspen (Zukunftsangst) und Mimulus (konkrete Angst vor der Prüfung). Diese beiden Blüten bekam auch die Stute, da sie diese Gefühle offenbar von ihrer Besitzerin, mit der sie eng verbunden ist, übernommen hat. Beiden ging es nach der Einnahme der verordneten Blütenmischung stabil gut.

Fall 16: 20jährige Trakenerstute Ulla

Ich erhielt folgenden Brief von der Besitzerin: »Ulla wurde bei einer Bauernfamilie geboren und wuchs mit Mutter, Bruder und einem Pony auf. Da ihr Züchter schon sehr alt war, ließ er sie 3jährig im Reitbetrieb einreiten. 1981 und 1982 fohlte sie ohne Komplikationen. Danach wurde sie mit ihren Fohlen verkauft, kam dann allein über einen Händler in die Pfalz und von dort in mindestens 5 verschiedene Turnierställe. Sie war sehr hübsch und hatte gutes Springvermögen. Mit der »Hau-ruck-Methode« sollte sie für Springen Klasse L einsatzbereit sein. Zwischen 1982 und 1983 ging Ulla mindestens durch 10 Reiterhände, wobei eine Steigerung der Grobheit unverkennbar war. Schließlich landete sie Ende 1983 in einer kleinen tierärztlichen Klinik mit Trümmerbruch am linken Griffelbein und seelisch ein Wrack.

Hier starb mein erstes Pferd in Ulla's Nachbarbox und Ulla ging mit uns nach Hause. Sie hatte kein Vertrauen zu den Menschen. Männer konnten gar nicht in ihre Nähe. Ulla zitterte, wenn man sich ihr näherte. Hob man die Hand, scheute sie so sehr, daß sie manchmal hinfiel. Sie riß sich los beim Anbinden. Ulla war sehr ängstlich, hätte aber nie getreten oder gebissen.

Durch monatelanges Geschichtenerzählen wurde sie zutraulicher und faßte zu mir Vertrauen.

Als ich sie zum erstenmal reiten wollte, nahm sie den Kopf hoch, stürmte davon und wir überschlugen uns. Sie stand zitternd da und erwartete Strafe. Als diese ausblieb, ging es wieder etwas besser.

Ich fing an zu recherchieren, was mit ihr passiert war. Beim Züchter erfuhr ich, daß sie eigentlich ruhig und vertrauensvoll war. Er hatte Videos. Seine Worte: ›Mit Ruhe und Geduld geht die mit dir überallhin. Mit Gewalt erreichst du gar nichts.‹ In den folgenden Stallwechseln wurde ihr übel zugesetzt. Mir wurde gesagt, daß der Scheißbock mich eher umbringe, als über eine Stange zu gehen etc. Ulla war später beim Reiten immer sehr angespannt im Rücken. Ich ritt mit ihr viel ins Gelände. Dort entspannte sie sich am besten. Aber vor Leuten mit Stökken, Schirmen, Blumensträußen oder etwas Länglichem hatte sie immer Panik.

Ich brachte sie in einem anderen Stall unter, wo sie eine Außenbox bekam. Sie war täglich 10 Stunden auf der Weide mit einer festen Herdengemeinschaft. Ulla wurde von den Wallachen hofiert, erkämpfte sich aber keine hohe Rangstellung.

Sie unterhielt eine Freundschaft zur Chefin der Stuten. Dieser war sie regelrecht hörig. Ulla ließ sich treiben, treten und beißen, ohne sich jemals zu wehren. War die Stute zum Reiten weg, rannte sie auf und ab und wieherte, bis sie wieder zurück war.
Zu mir hatte Ulla großes Vertauen. Sie ging wieder über Stangen und ließ sich angenehm reiten. In Gruppen wollte sie stets vorne gehen. Im Rücken blieb sie steif. Ich ritt sie darum nur im leichten Sitz. 1986 ließ ich sie decken. Im April 1987 fohlte sie in Anwesenheit der Besitzer des Pensionsstalls. Ich wurde erst gerufen, als das Fohlen schon tot war, und nie über die näheren Umstände aufgeklärt. Es folgte eine Gebärmutterentzündung.
Ulla wurde jetzt kämpferischer beim Reiten, war weniger ängstlich und zog Sprünge förmlich an. Sie legte sich nie irgendwo hin, auch nicht zum Wälzen. Beim Wanderritt schlief sie die ersten Nächte nicht im Liegen. Es gab immer wieder Situationen, die sie mit ihrer Vergangenheit konfrontierten, wie z. B. Reitlehrer mit lauter Stimme.
Zu Kindern hatte sie einen besonderen Draht. Sie konnten alles mit ihr tun und Ulla war sehr vorsichtig mit ihnen.
Zu meinem Freund, der kein Reiter war, hatte sie sofort Vertrauen. Er machte auf ihrem Rücken seine ersten Reiterfahrungen. War Ulla bei mir stets sehr genau, was Hilfengebung betraf, so verzieh sie ihm gnädig – auch wenn er ihr öfter mal in den Rücken plumpste.
1991 machte ich mit Ulla bei einem Geländereitkurs mit. Sie überraschte mich damit, daß sie mit gespitzten Ohren jedes Hindernis nahm.
Im Frühjahr 1992 wird Ulla besamt und tragend mit Zwillingen. Sie resorbiert erst die eine, dann die zweite Frucht. Zum Januar 1993 wechselt sie in ein Gestüt. Ulla soll noch mal gedeckt werden – diesmal mit Natursprung.
Sie kommt im März 93 zu mir in einen neuen Stall und wird nun von mir selbst versorgt. Ulla wird nicht tragend, aber es wird eine Zyste in der Gebärmutter diagnostiziert.
Sie steht jetzt mit einer Jährlingsstute und einem Shettywallach zusammen in Offenstallhaltung. Die Pferde vertragen sich anfangs gut. Schon bald beginnt die Jährlingsstute, Ulla zu piesacken. Sie treibt Ulla, bis diese die Flucht über den Zaun antritt. Der Stall hat nur einen Eingang. Die Junge läßt sie nicht mehr in den

Stall. Einmal treibt sie Ulla in den Türrahmen. Ulla reißt in Panik den Kopf hoch und verletzt sich erheblich auf dem Nasenrücken. Sie muß genäht werden und erduldet jede tierärztliche Behandlung geduldig.
Nach diesem Vorfall trennen wir die Pferde im Paddock und im Stall. Auf der Weide sind die Pferde zusammen.
Reiterlich ist Ulla für alles zu haben. Sie geht ganz sicher im Gelände, ist sehr ehrgeizig in der Gruppe und manchmal geht sie unterm Damensattel. Die junge Stute treibt Ulla nun auch auf der Koppel herum. Sie läuft mit angelegten Ohren hinter ihr her und lenkt Ulla wie ferngesteuert durch die Gegend. Als sie Ulla mal wieder in den Zaun treibt, trenne ich die Stuten auch auf der Koppel. Über Winter wollte ich mit Ulla in einer Dressurstunde reiten. In der Halle verkrampft sie sich, der Rücken ist fest. Die Reitlehrerin will den ›Kampf‹.
Es wird von Stunde zu Stunde schlimmer. Schließlich sieht Ulla mich mit Stiefeln kommen und haut dann ab. Ich erkenne zu spät, daß dies für uns der falsche Weg ist, und gebe alles Reithallenreiten auf. Schlagartig vertragen wir uns wieder. Im Oktober kommt eine tragende Vollblutstute dazu. Ulla und die Vollblutstute – auch ein Schimmel –, die in ihrer früheren Herde auch ein Außenseiter war, vertragen sich so gut, daß ich sie zusammen mit dem Pony auf die Koppel lasse. Sie achten sich, verletzen sich nie, durch Körpersprache halten sie sich auf Distanz. Auch als das Hengstfohlen geboren wurde, gab es keine Probleme.
Ulla ist nun 20 und beim Reiten leistungsbereit wie nie. Sie geht sogar auf ein Turnier mit. Bei einem Wanderritt läßt sie sich mit anderen Pferden zusammen anbinden. Sie läßt bei der Rast Wasser, was sie sonst nie tut, und als ein Pferd ihr zu dicht aufläuft und in den Po beißt, tritt sie, wenn auch zaghaft, nach ihm. Ulla ist auch zu Hause selbstbewußter geworden. Sie wälzt sich auf der Koppel (das gab es noch nie) und giftet über den Zaun gegen die junge Stute.
Im Oktober geht die Vollblutstute zurück zum Besitzer; das Fohlen bleibt. Wenn ich mich zuerst um Ulla kümmere, ist alles in Ordnung. Kommt jemand, bestaunt das Fohlen und beachtet Ulla nicht, wird sie giftig. Ulla, Fohlen und Pony gehen zusammen auf die Weide. Sonst steht jeder in seinem Paddock. Ich füttere gutes Heu, Hafer-Gerste-Mais-Gemisch mit Bierhefe, Kieselgur, Knoblauch und Brennessel.
Ende Oktober frißt Ulla ihr Heu nicht richtig. Der Tierarzt kommt und raspelt

Zahnhaken ab, die links viel stärker auftreten als rechts. Danach frißt Ulla ihr Heu wieder. Ich entwurme alle mit Ivomec.
Anfang November frißt Ulla erneut schlecht. Am 4. 11. läuft ihr aus dem linken Nasenloch eitriger, gelber, dicker und zäher Ausfluß. Sie hat kein Fieber.
Am 6. 11. kommt Ulla zum Tierarzt und wird geröntgt.
Über dem 3. Backenzahn oben links erkennt man deutlich wolkige Strukturen. Der Tierarzt glaubt, daß der Zahn gerissen sei, und beschließt, den Zahn zu ziehen.
Ab 6. 11. bekommt Ulla Gentamicin (Antibiotikum) i. m. 20 ml pro Tag.
Am 8. 11. Soll der Zahn unter Vollnarkose gezogen werden. Er sitzt jedoch so fest, daß der Tierarzt sagt, der Zahn könne dann auch nicht erkrankt sein. Er eröffnet den Abszeß und der Eiter fließt ab. Ulla wird weiter mit Gentamicin behandelt.
Am 11. 11. nehme ich sie mit nach Hause. Seitdem kommt es besonders bei Bewegung zu weißflockigem Ausfluß und Austritt von Eiterklumpen. Ich füttere nun Silage, da Ulla das besser fressen kann. Sie war nie sehr verschmust – jetzt kommt sie und läßt sich auf der Stirn kraulen. Ulla ist sehr anhänglich geworden. Wenn ich mit ihr spazieren gehe, ist sie sehr aufgeweckt und temperamentvoll. Mit dem Fohlen hat sie sich jetzt angefreundet, und über die Trennwand im Stall machen sie Mähnenkraulen. Jetzt habe ich Ihnen viel über Ulla geschrieben, aber sicher stellen diese Seiten nur einen Bruchteil dar.
Wir sind gerade im Begriff, mit Familie und Pferden zusammenzuziehen. Unsere Pferde sollen einen Laufstall mit Weide bekommen. Die junge Stute geht nicht mit. Ich wäre sehr froh, wenn Ulla dies noch erleben könnte, denn sie hat sich einen optimalen Lebensabend verdient. Ich erwarte keine Wunder, aber da Ulla auf homöopathische Mittel gut anspricht, habe ich Hoffnung.«
Die verordnete Bach-Blütenmischung:

- Agrimony
- Centaury
- Crab Apple
- Honeysuckle
- Larch
- Mimulus
- Star of Bethlehem

Agrimony wegen der Hautzone Nasenloch links. Centaury wegen des schlechten Durchsetzungsvermögens der Stute und in bezug auf ihre mangelnde Abgrenzung gegenüber Eitererregern. Crab Apple als Reinigungsblüte. Honeysuckle, um ihr bei der Verarbeitung ihrer traumatischen Vergangenheit zu helfen. Larch, um Ullas Selbstwertgefühl zu stärken und zur Steigerung der Abwehrkräfte. Mimulus gegen ihre diversen Ängste vor realen Dingen. Star of Bethlehem als Traumablüte und Seelentröster.

Die Besitzerin schreibt mir im März 97:

»Im November 95 haben Sie meiner Stute Ulla mit einer Bach-Blütentherapie geholfen. Ich wollte Ihnen vom Erfolg berichten, doch durch Umzug, Renovierung etc. habe ich Ihre Anschrift verschlampt. Nun geriet sie mir in die Hände, und so will ich (spät!) dennoch berichten, wie es weiterging mit Ulla.

Die Zahngeschichte ist nach längerer Genesung ausgeheilt, und es ist bisher auch kein gesundheitliches Problem aufgetaucht. In Ullas Psyche hat sich etwas Wesentliches verändert. Sie läßt sich nicht mehr alles gefallen. Wenn ihr mal einer mehrmals zu dicht aufreitet, warnt sie mit angelegten Ohren, und dann tritt sie auch schon mal. In ihrem neuen Stall läßt sie sich auch nicht mehr alles gefallen. Im Umgang mit den Menschen ist sie wie immer sehr sanftmütig. Unsere Töchter – 4 und 6 Jahre – reiten sie im eingezäunten Paddock nur mit Strick und ohne Sattel.

Ich glaube, es tut ihr gut, direkt am Haus zu sein und öfter kurz Kontakt mit ihren Menschen zu haben. Seit unserem Umzug wohnen wir Tür an Tür mit den Tieren.«

Fall 17: 9jährige Hannoveranerstute Aramis

Die Besitzerin schreibt am 8. 11. 1997:

»Aramis ist jetzt seit 5 Jahren in meinem Besitz. Ich habe sie uneingeritten von einem Züchter gekauft, der sie wiederum von einem anderen Züchter als Absetzer gekauft hat. Bevor sie dann zum Zuchteinsatz kam, habe ich sie gekauft. Als ich Aramis das erste Mal gesehen habe, war es gleich Liebe auf den ersten Blick. Sie ähnelt meinem alten Pferd, das ich bei der Geburt ihres ersten Fohlens verloren habe. Diese Stute hatte ich bereits 11 Jahre.

Aramis ist von ihrem Wesen ein sehr liebes, schmusiges, im Umgang sehr artiges

Pferd. Sie vertraut mir. Die Stute ist ruhig und ausgeglichen im Umgang. Aramis ist auf jeden Fall sehr menschenfreundlich, aber zu ihren Artgenossen ist sie weniger freundlich. Sie schlägt regelmäßig, jedoch meist, wenn es etwas zu fressen gibt, gegen die Wände, nach rechts und nach links, obwohl rechts gar kein Pferd steht. Beim Reiten kommt es auch mal vor, daß sie nach anderen Pferden schlägt. Vor sehr großen oder besonders hektischen Pferden hat sie auch Angst, wenn sie ihr entgegenkommen. Sie wird dann meist zur Verteidigung sehr giftig, wenn ihr ein Pferd zu nahe kommt, oder springt zur Seite weg. Mit einigen Pferden in unserem Stall pflegt sie richtige Antipathien.

Auf der Weide ist es ähnlich. Wenn sie ausschlägt, dann meist aus Angst. Im Gelände ist sie teilweise sehr hektisch und muß meist vorn gehen, damit ich es nicht so schwer habe. Außerdem hat Aramis Angst vor Treckern. Dressurarbeit, und wenn das dann auch noch in der Halle sein muß, macht sie schon, manchmal etwas mürrisch, lustlos und unkonzentriert. Sie möchte dann eigentlich nicht mit mir arbeiten, sondern eher gegen mich. Das kommt aber selten vor, da ich immer versuche, ihr soviel Abwechslung wie nur möglich zu bieten. Gelände und Springen macht ihr auf jeden Fall mehr Spaß. Buckeln tut sie eigentlich selten, eher springt sie mal nach vorn los. Dazu kann Aramis auch die kleinsten Kleinigkeiten zum Anlaß nehmen.

Ich habe ganz langsam damit angefangen, sie einzureiten. Beim Satteln ist sie immer etwas zickig und beim Angurten sehr unruhig. Putzen läßt sie sich unter dem Bauch und an anderen Stellen nur ungern, da die Stute sehr kitzelig ist. Beim Scheren steht sie still, ohne Nasenbremse oder Beruhigungspulver. Ich kann sogar den Kopf scheren.

Die erste Zeit bin ich nur ins Gelände gegangen, und Aramis neigte von Anfang an dazu, sehr tief in der Kopfhaltung zu gehen. Dann bin ich leider nach einem Sturz für ein halbes Jahr ausgefallen, und durch eine Sehnenentzündung fiel die Stute dann noch ein weiteres halbes Jahr aus, so daß sie in den Genuß einer Zwangs-Weidepause von einem Jahr kam.

Dann ging sie mit 6 Jahren einige Turniere der Klasse E: Springen und Dressur sowie zwei Vielseitigkeitsprüfungen. Im Alter von 7 Jahren ging Aramis einige Turniere der Klasse A und 3 L-Springen.

Als sie 8 Jahre alt war, genoß sie aus Zeitmangel ein Jahr Weide. Das hat ihr vom

Reiterlichen sehr gut getan, aber gefallen hat ihr die Weide nicht. Sie wollte immer mit mir mit, wenn ich sie besucht habe.
Die letzte Saison (1997) war sehr erfolgreich, aber auch anstrengend. Springen der Klasse A und L, die Teilnahme an der Stadtmeisterschaft BS usw. Es waren so ca. 12–15 Turniere in dieser Saison.
Seit dem Ende der Turniersaison ist sie nun schlapp, lustlos und fängt schon nach kurzer Zeit an zu pumpen. Wenn ich anhalte, japst sie förmlich. Sie schwitzt auch sehr schnell. Wenn ich mit der Arbeit beginne, ist sie schon verspannt im Rücken und mag überhaupt nicht vorwärts gehen, geschweige denn hinten untertreten. Aramis hat an Schwung und Gang verloren. Selbst bei einem Schrittausritt fällt sie schon nach ca. 20 Minuten ab und wird lustlos.
All das kenne ich normalerweise nicht von ihr. Sie hatte gute und schlechte Tage, war aber immer relativ gehfreudig. Die Stute ließ sich meist gleich gut an die Hilfen stellen und war immer sehr rittig. Ein Pferd zum Wohlfühlen. Von ihrer Kondition her müßte sie normalerweise total fit sein.
Aramis kennt keine Stehtage; nur in den seltensten Fällen. Außerdem hat sie sehr an Gewicht abgebaut. Ich meine sogar, daß auch Muskulatur abgebaut wird.
Bis August hatte ich eine sehr gute Reitbeteiligung, die aber nach Amerika gegangen ist für ein Jahr. Freundinnen haben mir ausgeholfen. Seit Oktober habe ich wieder eine feste Reitbeteiligung für 3 Mal in der Woche, die sich aber meiner Meinung nach nicht genug kümmert: nur kommen-putzen-satteln-reiten-weg. Da ist irgendwie keine Beziehung zwischen Pferd und Reiter. Vielleicht zuviel Reiterwechsel im Moment für Aramis? Sie ist schon sehr auf mich fixiert.«
Eine Kopie eines Blutbildes vom 30. 10. 1997 liegt bei.
Die Leberenzymwerte GOT und GPT sind erhöht. Für die Verbesserung der Leberfunktion verordne ich das homöopathische Mittel Carduus marianus in D12. Die Dosierung beträgt 4 Tabletten 1 Mal am Tag vor dem Fressen.
Die verordnete Bach-Blütenmischung:

- Holly
- Mimulus
- Olive
- Red Chestnut
- Rock Water

- Star of Bethlehem
- Wild Rose

Holly wegen ihrer Aggressionen ihren Artgenossen gegenüber. Nach Krämer liegt eine Holly-Hautzone genau über der Leber. Mimulus gegen ihre diversen Ängstlichkeiten vor konkreten Dingen, wie zum Beispiel Treckern. Olive bekam sie wegen ihres massiven körperlichen und seelischen Erschöpfungszustandes. Red Chestnut wegen der zu starken Bindung an ihre Besitzerin. Rock Water war für die Stute wegen ihrer immer wieder auftretenden Verspannungen wichtig. Star of Bethlehem, die Traumablüte, gehört in jede Erstmischung. Wild Rose war hier ganz deutlich angezeigt, weil die Stute einen großen Verlust an Lebenskraft durchgemacht hat.

Nach 3 Tagen bekam ich die Mitteilung, daß Aramis immer schlapper wird und der Rücken total verspannt ist. Dies war, wie sich später rausstellte, eine Erstreak-

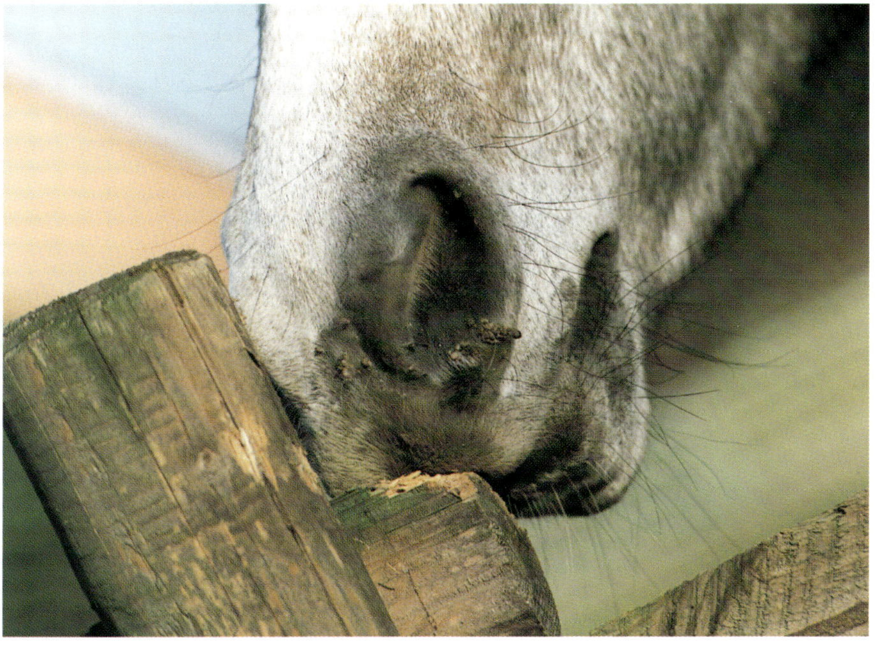

Dieses Araberfohlen wurde mit Bach-Blüten erfolgreich gegen Warzen behandelt

tion. Zuerst wurde der Zustand des Pferdes schlechter und ging dann in die Heilungsphase über.

Am 14.12.1997 erhielt ich dann folgenden Brief:
»Aramis ist wieder wohlauf, munter arbeitswillig und fast schon ein wenig zu übermütig. Nach der Gabe von dreimal täglich Bach-Blüten und zusätzlich morgens Carduus marianus stellte sich in der ersten Woche eine Verschlechterung des Zustands ein. Aramis hatte noch nicht einmal Lust, aus ihrer Box zu kommen. Ich trat dann mit den reiterlichen Anforderungen so zurück, daß ich nur noch Schrittarbeit von ihr verlangte, überwiegend im Gelände. Durch die Schrittarbeit wurde sie sehr locker, und nach 8 Tagen bemerkte ich dann eine Verbesserung in ihrem Befinden. Langsam begann ich dann wieder mit der Arbeit. Ich steigerte das Training, bis sie wieder ihren alten Level erreicht hatte. Selbst nach einer Springstunde fiel mir kein Leistungstief mehr auf. Also bestätigte sich nicht die erste Vermutung, daß Aramis vielleicht nur durch die Woche Schrittarbeit so munter wäre. Im Gegenteil ist sie leider so übermütig gewesen, daß sie sich in ihrer Box eine Verletzung am linken Hinterbein zuzog, die getackert werden mußte. Das heißt leider erst mal wieder 10 Tage Schritt.
Aramis ist wieder in ihrer alten Form. Ihr gesamtes Wesen ist zum Glück jetzt so, wie ich es kenne.
Am Anfang war ich sehr skeptisch, was die Therapie mit Bach-Blüten bei Pferden angeht. Nun bin ich aber davon überzeugt, daß die Behandlung mit Bach-Blüten mit Sicherheit eine sehr gute Ergänzung zu der allgemeinen Medizin bedeutet. Man sollte nach Möglichkeit vorher überlegen, ob es nötig ist, zu den schwerer abbaubaren Medikamenten zu greifen. Ich würde immer wieder lieber erst auf diese natürliche Therapie mit Bach-Blüten zurückgreifen.
Ich hoffe, Du kannst noch vielen so helfen wie mir, denn ich wußte nicht, wie es hätte weitergehen sollen, nachdem mein Tierarzt mir nicht mehr helfen konnte. Seine Medikamente haben nicht angeschlagen.«

Fall 18: 11jähriges Pony Basti

Der elfjährige Ponywallach Basti litt unter einer sehr schmerzhaften Hufreheerkrankung und konnte kaum noch auftreten. Sein Weidegang wurde eingeschränkt, und er wurde auf ein eiweißarmes Müsli umgestellt. Er bekam die Bach-Blüte Crab Apple verordnet. Crab Apple, die Reinigungsblüte, hilft beim Entschlacken. Zusätzlich bekam er das homöopathische Mittel Ginkgo D2. Schon kurze Zeit später hatte sich sein Zustand deutlich verbessert.

Fall 19: Stutfohlen Kassandra

»Liebe Frau Meyerdirks-Wüthrich,
ich habe mit viel Begeisterung Ihr Buch »Bach-Blütentherapie für Pferde« gelesen. In Ihrem Buch stehen Fallbeispiele über die Probleme, die Pferdebesitzer mit ihren Pferden haben. Ein solch großes Problem habe ich mit meinem Warmblutfohlen auch. Aus diesem Grund schreibe ich Ihnen heute, in der Hoffnung, daß Sie mir irgendwie weiterhelfen können.
Im Oktober 2002 kaufte ich ein Stutfohlen vom Bruder meines Tierarztes. Kassandra war zu diesem Zeitpunkt fünf Monate alt. Sie war wie jedes Fohlen zwar neugierig, aber sie duldete nur ein kurzes Streicheln am Kopf. Bei ihrer Mutter bemerkte ich, daß sie sehr aggressiv Menschen gegenüber ist. Sie duldete nur ihren Besitzer, nicht einmal dessen Frau und Kinder. Die Stute wird seit Jahren erfolgreich als Zuchtstute eingesetzt.
Kassandra war, als ich sie bekam, noch nicht abgesetzt, auch nicht mal für ein paar Stunden von ihrer Mutter getrennt. Am ersten Tag hatte ich sie in einer Box mit Gesellschaft gelassen. Die erste Woche war sie ganz artig, hielt sich von der Herde noch etwas entfernt. Wenn man sie rief, kam sie gleich angelaufen, ließ sich kurz streicheln und ging dann wieder davon. Nach drei Wochen wurde sie von der Herde akzeptiert.
In letzter Zeit hat sich Kassandra jedoch stark verändert. Ihr Stimmungsumschwung kam plötzlich und von einem Tag auf den anderen. Wenn man auf die Koppel kam oder auch nur in die Nähe von ihr, hat sie sofort die Ohren angelegt und wollte beißen oder sogar schlagen. Sie hat es sogar geschafft, die ranghöchste Stute von ihrem Hafer fernzuhalten. Obwohl die Stute ihr ins Hinterteil biß, blieb sie stehen. Während andere Fohlen spielend über die

Koppel galoppieren, steht sie nur da und guckt nur oder frißt. Man kann beim Heufahren mit dem Traktor auf sie zufahren, trotzdem geht sie nicht von der Stelle. Beim Tränken steht sie fast 10 Minuten da und säuft, schaut zwischendurch nach oben und säuft und säuft ... Es scheint so, als ob es ihr völlig egal ist, ob ein Pferd bei ihr ist oder eben nicht. Ich glaube, sie hat ihre Lebenslust verloren. Sobald sie einen Menschen sieht, legt sie sofort die Ohren an. Kommt man ihr zu nahe, dreht sie sich um und schlägt aus. Beim Führen ist sie super artig, kein Vorbeistürmen, nichts.

Mit einem Freund habe ich vor kurzem drei Fohlen zur Koppel gebracht, darunter auch Kassandra. Die beiden anderen Fohlen rissen sich los und stürmten davon. Zu meiner Verwunderung blieb Kassandra ruhig. Sie rief zwar den anderen nach, blieb aber erstaunlich ruhig. Wenn ich anhielt, um sie zu streicheln, war sie sehr artig, wie ausgewechselt. Auf der Koppel oder in der Box will sie sofort beißen oder schlagen. Beim Putzen ist sie eigentlich artig. Vor kurzem habe ich mit einem Freund die Hufe gemacht. Vorn ging es recht gut, hinten dagegen war es eine Katastrophe. Wir haben es einfach nicht geschafft, ihr die Hinterbeine aufzuheben, auch nicht, wenn ich ihr ein Vorderbein hochhielt.

Sie schlägt sehr aggressiv aus. Einige Menschen behaupten, daß sie mal ordentlich eins »auf die Mütze« braucht. Ich denke aber, wenn ich das tun würde, hätte ich sofort verloren. Außerdem bin ich gegen jede Gewalt. Schon seit meiner frühesten Kindheit bin ich eine totale Tiernärrin, vor allem Pferde finde ich total faszinierend. Da Kassandra mal in ein paar Jahren meine Zuchtstute werden soll, hoffe ich, daß Sie ihr irgendwie helfen können. Da ich einfach nicht weiter weiß, habe ich schon mit dem Gedanken gespielt, sie vielleicht wieder zu verkaufen, bevor sie irgend jemandem noch etwas antut. Sie ist ein hübsches Fohlen, hat eine gute Abstammung und gute Grundgangarten. Daher hoffe ich, daß ich sie niemals verkaufen muß. Vielleicht wird es mit zunehmendem Alter ja besser, obwohl ich das nicht glaube.

Ein guter Freund von mir züchtet schon seit Jahren Pferde. Ein solches Pferd hat er aber auch noch nicht gesehen. So lustlos, verträumt, aber dennoch aggressiv. Manchmal kommt es mir vor, als wäre sie schon ein erwachsenes Pferd, das seine Kindheit einfach übersprungen hat.«

Die verordnete Bach-Blütenmischung:

- Vine
- Star of Bethlehem
- Clematis

Star of Bethlehem, die Traumablüte, kommt in jede erste Mischung. Vine wegen ihrem Dominanzstreben und Clematis wegen ihrer Verträumtheit.
Drei Monate später erhielt ich folgenden Brief:
»Ich möchte mich mit diesem Brief recht herzlich bei Ihnen bedanken. Es ist wirklich kaum zu glauben, aber Kassandra ist nicht wiederzuerkennen. Die von Ihnen verordneten Bach-Blüten habe ich 36 Tage lang gegeben. Sie tobt sehr ausgiebig mit ihrer Freundin herum, auch mit den anderen Pferden.
Es kann jetzt jeder auf die Koppel gehen. Kassandra kommt meist gleich angelaufen und möchte gestreichelt werden. Kein Ohrenanlegen und kein Beißen. Ich kann ihr sogar hinten die Hufe hochnehmen.«

Fall 20: 20jährige Württembergerstute

»Da ich schon seit längerem Probleme mit meinem Pferd habe und nach einer Lösung suche, habe ich mir Ihr Buch »Bach-Blütentherapie für Pferde« gekauft. In Ihrem Buch haben Sie auch Fallbeispiele von Ihren Patienten erläutert. Jetzt wollte ich anfragen, ob Sie mir eventuell auch einen Rat geben könnten, welche Bach-Blüten ich meinem Pferd geben könnte.
Ich habe meine Stute 1993 bei einem seriösen Händler gekauft. Sie war damals 10 Jahre alt und ich 18 Jahre mit wenig reiterlichem Können. Sechs Jahre war ich mit ihr nur im Gelände (keine Hallenreitmöglichkeit). Bald merkte ich, daß sie recht temperamentvoll war und ihren eigenen Kopf hatte. Ich begnügte mich mit Spazierenreiten und ein wenig Trab, alles andere hatte ich nicht mehr unter Kontrolle.
Als ich dann in eine Reitanlage mit Halle wechselte, gingen die Probleme erst richtig los. Hier einige Symptome meines jetzt 20-jährigen Pferdes:

- Sie hat einen gehetzten Blick, man sieht oft das Weiße im Auge.
- Sie hat vor allen möglichen Dingen Angst und will panisch davonrennen.
- Sie sieht überall Gespenster, in der Halle und im Gelände.
- Sie ist sehr dominant und hat keinen Respekt vor dem Menschen.

- Sie arbeitet bei Dressurübungen selten mit, entweder rennt sie gleichgültig geradeaus oder spinnt total.
- Sie hat dauernd wechselnde Stimmungen und man weiß nie, woran man bei ihr ist.
- Mal ist sie ganz ruhig, und im nächsten Moment sitze ich wieder auf einem Dynamitfaß.
- Sie regt sich wegen allen möglichen Dingen in der Halle auf wie z.B. Lärm, andere Pferde, Stangen liegen anders, Wettergeräusche ...
- Sie legt beim Vorbeireiten an anderen Pferden des öfteren die Ohren an und will auch mal ausschlagen.
- Sie zeigt keinerlei Zuneigung zum Menschen (kein Schmusepferd).
- Sie ist auf der Koppel der Chef.
- Wird sie von einem guten Reiter geritten, regt sie sich sofort auf und ist in kürzester Zeit vollkommen naßgeschwitzt, schnaubt und bleckt die Zähne.

Letztens habe ich auch erfahren, daß sich ihre Vorbesitzer wenig mit ihr beschäftigt haben, als sie noch im Fohlenalter war, und daß sie sich offenbar schon damals durchgesetzt hat, bis alle großen Pferde Respekt vor ihr hatten.

Da es immer sehr anstrengend und nervenaufreibend ist, sie zu reiten, wäre ich über Ihre hilfreiche Antwort sehr froh.

Zu meiner Person (27 Jahre) muß ich noch sagen, daß ich nicht der ideale Partner für mein Pferd bin. Da ich mir wenig zutraue, schüchtern, mutlos und manchmal auch etwas ängstlich bin, ist es sehr schwer für mich, mit einem so dominanten und schwierigen Pferd fertig zu werden. Aber sie ist jetzt 20 Jahre alt und ich möchte sie nicht noch in dem Alter verkaufen. (Wer kauft ein Pferd mit Schuß?).«

Die verordnete Bach-Blütenmischung für das Pferd:

- Star of Bethlehem
- Rock Rose
- Aspen
- Vine
- Scleranthus
- Mimulus

Star of Bethlehem, die Traumablüte, um Therapieblockade zu vermeiden. Rock Rose wegen ihrer Panikattacken, Aspen wegen ihrer Dünnhäutigkeit, Vine wegen ihres starken Durchsetzungswillens, Scleranthus wegen ihrer schnell wechselnden Stimmungen und Mimulus wegen ihrer Ängste vor konkreten Dingen.

Die verordnete Bach-Blütenmischung für die Reiterin:

- Star of Bethlehem
- Larch
- Gentian
- Mimulus

Star of Bethlehem, die Traumablüte, wegen der vielen schwierigen Situationen, die sie mit ihrer Stute schon durchgestanden hat, Larch wegen ihres geringen Selbstvertrauens, Gentian wegen der Mutlosigkeit und Mimulus wegen der Angst vor ihrem schwierigen und unberechenbaren Pferd.

Fall 21: 20jähriger Merenswallach Sultan

Die Besitzerin von Sultan machte sich große Sorgen. Seit einiger Zeit war er neuen Herdenmitgliedern gegenüber außerordentlich aggressiv. Da sie einen Reiterhof betreibt, ist ein gewisser Wechsel in der Herdenzusammensetzung immer gegeben. Neue Pferde attackierte Sultan massiv. Die Neuzugänge waren binnen kurzer Zeit mit Bißwunden bedeckt. Er ließ ihnen keine Ruhe. Andererseits hatte Sultan in den letzten Wochen den Spaß am Leben vollkommen verloren. Die Besitzerin meinte, es fühle sich an, als ob er auch sterben könne. Er hatte keinen Appetit mehr, keine Lust auf Ausritte ...

Die verordnete Bach-Blütenmischung:

- Star of Bethlehem
- Wild Rose
- Willow

Star of Bethlehem, die Traumablüte, Wild Rose wegen seiner Apathie und seinem fehlenden Lebenswillen, Willow wegen seiner Feindseligkeit und dem Verlust von Spaß an Dingen, die er früher gern machte.

Die Besitzerin berichtet, daß es Sultan schon nach relativ kurzer Zeit viel besser ging und er auch neuen Pferden gegenüber nicht mehr so massiv auftrat.

Fall 22: 15jähriger Warmblutwallach Don

»Hallo Frau Meyerdirks-Wüthrich,

mit sehr großem Interesse habe ich Ihr Buch »Bach-Blütentherapie für Pferde« gelesen und benutze es gern als Nachschlagewerk. Es ist ein sehr interessantes und übersichtliches Buch.

Ich habe einige Fragen zum Inhalt und weiß eigentlich nicht genau, wo ich anfangen soll, ob die Vorgeschichte meines Pferdes eine große Rolle spielt oder nur die momentane Situation. Ich notiere im folgenden einmal alle Fakten, vielleicht sind sie ja ausschlaggebend:

Wallach, ca. 14-15 Jahre alt, Name: Don.

Folgende Information habe ich aus zweiter Hand: Einsatz als Schulpferd für ca. ein halbes Jahr, setzte alle Reiter ab bzw. ließ keinen aufsteigen, daher aussortiert.

Danach ca. ein halbes Jahr im Offenstall mit einer Stute und einem Wallach. Don übernimmt die Ranghoheit und läßt z.B. niemanden mehr in den Unterstand; er läßt sich auch von niemandem einfangen.

Als ich im Februar 1999 auf das Pferd aufmerksam wurde (bisher hatte ich seit einem Jahr Unterricht zweimal die Woche auf Schulpferden), stand Don bereits 3 oder 4 Monate oder länger in einer Scheune, angebunden, ohne Fenster, umgeben von Strohballen bis zur Decke, er hustete auf Grund einer Stauballergie viel; versuchte man an ihn heranzugehen, um ihn zu kraulen, hatte man nur ein panisches und ängstliches Tier vor sich. Gab man ihm Leckerchen, begann er zu koppen ohne aufzusetzen (das tut er heute noch, wenn ich nicht resolut dabeistehe und ihm die Unterlippe massiere).

Don bekam eine Box, in gleicher Scheune mit gleichen Bedingungen. Ich besuchte ihn täglich, baute Kontakt auf. Öffnete man die Boxentür, drehte er mir die Hinterbeine zu, schlug jedoch nicht aus. Nach 3 bis 4 Monaten mit vielen Möhren und Äpfeln gelang es mir, ihn überhaupt zu berühren und dann auch angebunden zu putzen.

Schließlich übernahm ich Don als Pflegepferd und kaufte ihn im August 2000. Da ich – was reiten anging – zu dieser Zeit jedoch noch ein »Frischling« war, machte er mir erst mal den Molli. Ich lernte viel durch diese Herausforderung und wir nahmen sehr bald am Unterricht mit ca. 5 bis 6 ande-

ren Schulpferden teil. Er ließ sich sehr gern beim Galoppieren »vom Rennen« anstecken, aber ich wurde eine bessere Reiterin.
Zwischen den 4 bis 5 Tagen reiten, begann ich an reitfreien Tagen mit Bodenarbeit. Auch hier versuchte er erst mal, mich einzuschüchtern. Don rannte mich fast um, stieg diverse Male vor mir, bis ich die Situation im Griff hatte. So nach 2 Wochen arbeitete ich ihn ein wenig nach Parelli-Art, wodurch wir beim Führen große Fortschritte machten. Sehr schnell verlor Don durch die ruhigen und abtastenden Übungen auch die panische Angst vor der Gerte.
Welche Bach-Blütenmischung würden Sie mir aufgrund meiner Darstellung empfehlen?«
Die verordnete Bach-Blütenmischung für Pferd (und Reiterin):

- Star of Bethlehem
- Beech
- Water Violet
- Vine
- Cherry Plum
- Mimulus

Star of Bethlehem, die Traumablüte. Beech wegen seiner Allergieprobleme, Water Violet wegen seines einzelgängerischen Wesens, Vine wegen seines Dominanzstrebens, Cherry Plum wegen seiner Neigung zu überschießenden Reaktionen und Mimulus wegen seiner Ängste vor bestimmten Dingen.

7. November 2002
»Liebe Frau Meyerdirks-Wüthrich,
mit großer Freude habe ich Ihre Karte von Mitte Oktober erhalten, die Sie mir auf meine Bitte um Hilfe geschrieben haben. Umgehend habe ich die Behandlung mit der von Ihnen genannten Bach-Blütenmischung für Don begonnen. In den ersten 2-3 Tagen meinte ich eine minimale Verschlechterung des Zustandes, sprich Aggressivität gegenüber Herdenmitgliedern, zu erkennen. Jedoch direkt danach schwang dies ins Positive um. Don zeigt nun ruhiges Verhalten in der Herde, kein Ohrenanlegen und Jagen mehr. Zu Fellpflege und Kontakt zu Artgenossen kann ich nicht viel sagen. Meist steht er

in der Nähe seines Freundes Glaesir. Das Koppen könnte meines Erachtens nach weniger geworden sein.
Ich bin so froh, weil Don sich seither nur noch positiv entwickelt hat. Er ist ausgeglichen, gering schreckhaft, kann sichtlich entspannen und ist ein interessiertes Pferd geworden.
An mir selbst empfinde ich mehr Freude am Leben, mehr Entspanntheit hatte ich vorher schon, aber anders. Ich weiß nicht, wie ich es beschreiben soll. Ich sehe die Vergangenheit, besonders die meines Pferdes, nicht mehr als so wichtig an.
Im ersten Augenblick empfand ich es als sehr amüsant, daß Sie mir die gleiche Mischung empfohlen haben – aber richtig, mein Pferd und ich sind eine Einheit.«
Anmerkung der Autorin: Um für sich selbst, Familienmitglieder oder sein Pferd die passenden Blüten zu finden, steht man oft zu dicht vor der Tafel und sollte den Rat eines anderen suchen.

April 2003
»Liebe Frau Meyerdirks- Wüthrich,
mit großer Freude kann ich Ihnen heute mitteilen, daß mein Pferd und ich ein unglaubliches Verhältnis entwickelt haben, woran ich vor einem halben Jahr noch mit keiner Silbe gedacht hätte. Es ist einfach fabelhaft und fast unbeschreiblich. Ich habe mit meinem Pferd mittlerweile alleine Ausritte in die nähere Umgebung gemacht, wir haben uns gesteigert, sind getrabt und sogar galoppiert. An den Gangarten, und vor allem an den Übergängen im Gelände, muß ich noch arbeiten, aber ich habe die Kraft gefunden und den Mut, es selbst in die Hand zu nehmen mit meinem wunderbaren Pferd, das, wie ich festgestellt habe, kaum noch Angst kennt: Jogger, Spaziergänger mit Hunden, Fahrradfahrer, Autos, Kühe oder Gullydeckel.
Okay, an der Brücke muß ich absteigen, wenn wir allein sind, aber das ist völlig in Ordnung. Man kann sich heute gar nicht mehr vorstellen, daß Don überhaupt einmal ein Angsthase war.
Ich bedanke mich ganz herzlich für Ihre Unterstützung.«

Glossar

Verhalten		Blüte
abbuckeln	überschießende Reaktion Aggression Panikreaktion	Cherry Plum Holly Rock Rose
abkapseln	aus Überlegenheit	Water Violet
ablehnend	Unbekanntem gegenüber	Beech
Abneigung	gegen das Säugen	Crab Apple
absetzen	gegen das Heimweh bei zu enger Bindung gegen das Trauma für die neue Lebensphase	Honeysuckle Red Chestnut Star of Bethlehem Walnut
Abwehrkraft	Steigerung Reinigungsblüte Steigerung	Centaury Crab Apple Larch
Aggression	gerät leicht in Wut	Holly
Allergie	Basisblüte	Beech
angepaßt	ordnet sich unter Selbstbewußtsein fehlt	Centaury Larch
Angst	vor unbekannten Dingen vor Kontrollverlust vor konkreten Dingen Sorge um andere panische Angst	Aspen Cherry Plum Mimulus Red Chestnut Rock Rose

Verhalten		Blüte
Anspannung	kann sich nicht entspannen	Cherry Plum
apathisch	mangelnde Lebenskraft	Wild Rose
appetitlos	totale Erschöpfung mangelnde Lebenskraft	Olive Wild Rose
ärgern	über Kleinigkeiten	Beech
Ataxie	fehlendes Gleichgewicht	Scleranthus
aufdringlich	braucht Zuwendung	Heather
Ausdauer	fehlt	Impatiens, Larch
ausschlagen	wird schnell aggressiv	Holly
beißen	aus Wut	Holly
beklagen	über Ungerechtigkeit	Willow
belehrend	weiß alles besser	Vervain
beleidigt	schnell eingeschnappt	Chicory, Willow
beschäftigen	ständiger Drang	Agrimony
besitzergreifend		Chicory
Besitzerwechsel		Honeysuckle, Walnut
Bevormundung		Chicory, Vervain
Bewegung	kann nicht still stehen	Impatiens
boshaft		Holly, Willow

Verhalten		Blüte
depressiv	reaktiv ungeklärte Ursache	Gentian Mustard
destruktiv	zerstörerisch	Holly
Detailkrämer	zu genau	Crab Apple
distanzlos		Heather
dominant	will sich durchsetzen	Vine
dünnhäutig	zu dünne Schutzschicht	Aspen
Durchfall	Angstreaktion	Rock Rose
egoistisch		Chicory, Heather
ehrgeizig		Vine
eifersüchtig		Holly
Einzelgänger	isoliert sich	Water Violet
Ekel	vor Schmutz	Crab Apple
entmutigt	traut sich nichts zu vor Prüfungen, Turnieren	Larch Elm
Entschlackung		Crab Apple
Erschöpfung	geistige Überreizung aus Pflichtbewußtsein geistig und körperlich	Hornbeam Oak Olive

Verhalten		Blüte
Fehler	Wiederholungstäter aus nervöser Unruhe	Chestnut Bud Impatiens
Fellwechsel	Unterstützung	Walnut
furchtsam	Grundblüte	Mimulus
Geburtsvor- bereitung		Elm, Honeysuckle und Walnut
Gedächtnis	Schwäche	Clematis
gehässig		Holly
gehemmt	Selbstvertrauen fehlt	Larch
gehorchen	gehorcht nicht	Vine
Gelenksteifigkeit		Rock Water, Vine
Geltungsbedürfnis		Heather
geschwätzig		Heather
gewissenhaft	Detailkrämer unermüdliche Kämpfer aus Schuldgefühl	Crab Apple Oak Pine
Gnadenbrot		Oak, Walnut
gutmütig	kann nicht nein sagen	Centaury
häufiger Besitzerwechsel		Gentian, Gorse

Verhalten		Blüte
Hautprobleme		Agrimony, Crab Apple
Heimweh		Honeysuckle
herrschsüchtig		Chicory, Vine
Hoffnungslosigkeit		Gorse
hysterisch		Rock Rose
Infektanfälligkeit		Centaury
innere Anspannung		Agrimony
Insektenstichallergie		Beech
interesselos	mangelnde Lebenskraft	Wild Rose
intolerant	kritisiert oft	Beech
Intuition	wird verdrängt	Cerato
Kämpfernatur		Oak
kindlich	bedürftiges Kleinkind	Heather
Klette	wie eine Klette	Heather
kleben	braucht Gesellschaft zu starke Verbundenheit	Heather Red Chestnut
Kolik	bei Wetterwechsel	Scleranthus
konfliktscheu		Agrimony
koppen	Zwangshandlung	Vine, White Chestnut

Verhalten		Blüte
Kraft	wird überschätzt	Centaury
Krampfkolik		Vervain
Kritik	wird nicht vertragen	Larch
Kummer	wirkt depressiv	Mustard
labil	nicht im Gleichgewicht	Scleranthus
Lampenfieber		Larch, Mimulus
Lärm	wird nicht vertragen	Mimulus
Laune	häufig schlecht	Mustard, Willow
leichtgläubig		Cerato
Leistungstief		Elm
Lernblüte		Chestnut Bud
liebebedürftig		Chicory, Heather
Lob	braucht Rückmeldung	Larch
loslassen	kann sich nicht entspannen der Vergangenheit	Cherry Plum Honeysuckle
lügen	trägt eine Maske	Agrimony
manipulieren		Chicory
Minderwertig- keitsgefühl		Larch

Verhalten		Blüte
Mißhandlung		Honeysuckle, Star of Bethlehem
mißtrauisch	schlechte Erfahrungen	Honeysuckle, Star of Bethlehem
Missionar		Vervain
Montag-morgenblüte		Hornbeam
Müdigkeit		Hornbeam, Oak, Olive, Wild Rose
nachgiebig		Centaury, Larch
nachtragend		Holly, Willow
Narbenbehandlung		Walnut
neidisch		Holly
Nervosität		Impatiens
Nostalgie		Honeysuckle
Opfer	des Schicksals	Willow
ordnungsliebend		Crab Apple
Parasitenbefall		Crab Apple
perfektionistisch		Crab Apple

Verhalten		Blüte
pessimistisch		Gentian
Pflichtbewußtsein		Oak
rachsüchtig	vergißt nichts	Holly, Willow
rangtief	in der Rangordnung	Centaury, Cerato, Larch und Pine
ratsuchend		Cerato
Reinigung	Körper und Seele	Crab Apple
reizbar	niedrige Reizgrenze	Beech, Holly und Impatiens
Resignation	neuer Versuch möglich vor Resignationsgrenze	Gorse Sweet Chestnut
rücksichtslos	eiserne Ellenbogen	Vine
schadenfroh		Beech
Schlafstörung	Alpträume schlafwandeln reden im Schlaf Zähneknirschen	Aspen Aspen Aspen Aspen, Agrimony
Schmied	Angst schlechte Erfahrung	Mimulus Star of Bethlehem
Schockerlebnis		Star of Bethlehem

Verhalten		Blüte
schreckhaft	dünnhäutig aus Träumen gerissen viele kleine Ängste	Aspen Clematis Mimulus
Schuld	sucht Schuld bei sich andere haben schuld	Pine Willow
Schulter-Arm-Syndrom		Olive
Schutztrieb	zu stark	Chicory
schwermütig	ohne Grund	Mustard
Schwindelgefühl		Scleranthus
Selbstmitleid		Chicory, Willow
Selbstvertrauen	schwach	Larch
sensibel	spürt vieles	Aspen
Sommerekzem		Beech, Crab Apple
Sorgen um andere		Red Chestnut
Spontaneität	fällt schwer	Rock Water
Stallwechsel		Honeysuckle und Walnut
Stauballergie		Beech
Sterbehilfe	auch für den Helfer	Walnut
stur	will sich durchsetzen	Vine

Verhalten		Blüte
Tagträumer		Clematis
teilnahmslos		Wild Rose
temperamentvoll		Vervain
Todesangst	mit Panik	Rock Rose
Todessehnsucht		Clematis, Olive
trotzig		Holly
tyrannisch		Vine
unausgeglichen		Scleranthus
unentschlossen	zwei Möglichkeiten viele Möglichkeiten	Scleranthus Wild Oat
Unfallfolgen		Star of Bethlehem
ungeduldig		Impatiens
unkonzentriert	leicht abgelenkt träumt vor sich hin geistig ermüdet Gedanken kreisen	Agrimony Clematis Hornbeam, Olive White Chestnut
unruhig	sucht Beschäftigung nervöse Unruhe	Agrimony Impatiens
unsicher		Cerato, Larch
unterordnen	sehr schnell	Centaury
unzufrieden		Holly, Willow
unzuverlässig		Clematis

Verhalten		Blüte
Vergangenheits-bewältigung		Honeysuckle
vergeßlich	lernt nicht aus Fehlern mangelndes Interesse	Chestnut Bud Clematis
Verkrampfung		Cherry Plum
verletzlich		Chicory, Larch und Willow
Verletzungen	verletzt sich leicht	Chestnut Bud und Clematis
verschlossen		Water Violet
vorsichtig		Mimulus
weben	zwanghaft	Vine, White Chestnut
wechselhaft		Scleranthus
Wundreinigung		Crab Apple
Wutausbrüche		Impatiens, Holly
Zähneknirschen		Agrimony
Zeitmangel	zu viele Termine	Agrimony
zittern	wie Espenlaub	Aspen
zögerlich		Cerato, Larch
zornig		Holly

Verhalten		Blüte
Zuneigung	lehnt ab verlangt ständig	Water Violet Chicory, Heather
Zutrauen	kein Zutrauen zu anderen	Gentian, Willow
Zweifel	an eigenen Leistungen	Larch, Pine

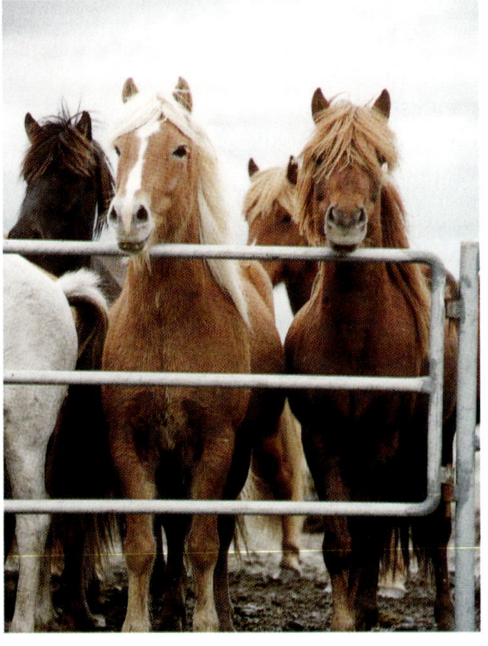

Jedes Tier besitzt seinen eigenen Charakter und braucht seine individuelle Blüte

Neue Blütenessenzen

Die Nachfolger

Es sind gut sechzig Jahre vergangen, seit Edward Bach mit der Entdeckung seiner Blütenmittel und seiner ganz speziellen Herstellungsmethode eine neue Ära der Therapie mit Pflanzen einleitete. Aber genauso, wie J. S. Bach nicht der einzige begnadete Musiker war, haben sich in der Folgezeit andere Menschen auf die sensitive Suche nach heilkräftigen Pflanzenenergien gemacht. Überall auf der Welt gibt es einzelne Menschen oder Arbeitsgruppen, die mit neuen Blütenessenzen arbeiten.

- **Großbritannien:** Bach Flower Remedies
Healing Herbs Company
Bailey Essences
Findhorn Flower Essences
Green Man Tree Essences
Harebell Remedies
- **Deutschland:** Blütenarbeitskreis Steyerberg
Horus Blütenessenzen
Irisflora Projekt
Körbler Baumblüten
Yggdrasil – die deutschen Blütenessenzen
- **Schweiz:** I. U. G. Essenten
- **Frankreich:** Deva Flower Elixirs
- **Niederlande:** Bloesem Remedies Nederland
- **Italien:** Sardinian Flower Remedies
- **Österreich:** Noreia Blütenessenzen
- **USA und Kanada:** Alaskan Flower Essences
Desert Alchemy Flower Essences
F. E. S. Kalifornische Essenzen
Master's Flower Essences

	Pegasus Essences
	Hawaiian Tropical Flower Essences
	Petit Fleur Essences
	Perelandra Rose and Garden Essences
• **Kanada:**	Pacific Essences
• **Amazonas:**	Andreas Korte Essences
• **Indien:**	Himalayan Aditi Flower Essences
	Himalayan Flower Enhancers
	Himalayan Indian Tree and Flower Essences
• **Australien:**	Bush Flower Essences
	Living Essences of Australia
• **Neuseeland:**	New Perception Flower Essences

Diese Aufstellung erhebt keinen Anspruch auf Vollständigkeit.
In Anbetracht der Vielfalt der auf dem Markt befindlichen Blütenessenzen habe ich eine ganz persönliche Auswahl getroffen. Ich werde die F. E. S. Kalifornischen Essenzen und die Perelandra Gartenessenzen besprechen.

F. E. S. Kalifornische Essenzen

F. E. S. ist die Abkürzung für Flower Essence Society. Sie wurde 1979 von Richard Katz gegründet und wird auch jetzt noch von ihm und seiner Frau Patricia Kaminski geleitet. Es war das erste Projekt nach Edward Bach, und mittlerweile sind die Essenzen gut erprobt. Diese Blütenessenzen wurden entwickelt, da die Begründer meinen, daß der Patient von heute mit anderen Themen, zum Beispiel Spiritualität und Esoterik, befaßt ist als zur Zeit Edward Bachs. Diese Zeitgeist-Diskussion wird seit längerem auch von den Anhängern der Homöopathie geführt. Ich habe die Erfahrung gemacht, daß diese Essenzen die Bach-Blüten nicht ersetzen, aber durchaus ergänzen können. Ursprünglich bestand der Satz aus 3 Teilsätzen à 24 Flaschen. Mittlerweile sind neue Blütenessenzen dazugekommen. Zudem wird eine Self-Heal-Cream angeboten.

ALOE VERA bringt Erschöpften neue Kraft, wenn sie sich ausgebrannt fühlen (Burn-out-Syndrom). Diese Pflanzenenergie ist für mich schon mit den Bach-Blüten Olive und Oak abgedeckt.

ARNICA ist die Notfallblüte, die bei körperlichen und psychischen Traumen Hilfe bringt. Das entspricht der Bach-Blüte Star of Bethlehem.

BASIL (Basilikum) löst sexuelle Konflikte. Ich setze diese Blüte gern zusätzlich zu der Bach-Blüte Walnut ein, wenn die Stute nicht aufnehmen will.

BLACKBERRY (Brombeere) bringt Klarheit in die Gedanken und hilft, sie in die Wirklichkeit umzusetzen; entspricht der Bach-Blüte Clematis.

BLACK EYED SUSAN bringt Einsicht in verdrängte Emotionen nach traumatischen Erlebnissen; eine gute Ergänzung zur Bach-Blüte Star of Bethlehem.

BLEEDING HEART (Tränendes Herz) verhilft zu der Einsicht, daß Freiheit in einer Beziehung unerläßlich ist. Beim Absetzen des Fohlens ist diese Blüte eine gute Ergänzung zu der Bach-Blüte Red Chestnut.

BORAGE (Borretsch) bringt Trost bei Kummer und Traurigkeit und vermittelt wieder ein Gefühl von Optimismus; entspricht der Bach-Blüte Gentian.

BUTTERCUP (Hahnenfuß) vermittelt die Erkenntnis des Ursprungs der Minderwertigkeitsgefühle. Diese Blüte verhilft körperbehinderten Kindern zu einem neuen Selbstwertgefühl jenseits der herrschenden Normen. Beim therapeutischen Reiten leistet diese Blüte zusammen mit der Bach-Blüte Larch gute Dienste.

CALENDULA (Ringelblume) verstärkt die Sensibilität im Gespräch.

CALIFORNIA PITCHER PLANT (Kannenpflanze) bringt die Einheit von Verstand und Instinkt. Diese Blüte hilft Pferden, die lange unter schlechten Haltungsbedingungen gelitten haben, und verbessert die körperliche Vitalität.

CALIFORNIA POPPY (Goldmohn) hilft den ruhelos Suchenden, ihren eigenen Weg zu finden; entspricht der Bach-Blüte Wild Oat.

CALIFORNIA WILD ROSE (Heckenrose) bringt den Apathischen und Resignierten Lebensfreude; entspricht der Bach-Blüte Wild Rose.

CAYENNE (Pfeffer) läßt mit alten und festgefahrenen Gewohnheiten brechen und bringt wieder Würze ins Leben.

CHAMOMILE (Hundskamille) beruhigt überstrapazierte Nerven und baut Spannungen ab; eine gute Ergänzung zur Bach-Blüte Impatiens.

CHAPARRAL ist ein seelisches Reinigungsmittel, bei Überreizung durch zu viele Sinneseindrücke; ergänzt die Wirkung der Bach-Blüte Hornbeam.

CORN (Mais) bringt Entspannung und Erdung vor allem für Boxenpferde und Stadtmenschen.

DANDELION (Löwenzahn) hilft bei Verspannungen durch Überanstrengung und totaler Selbstkontrolle, gute Ergänzung zu den Bach-Blüten Cherry Plum und Oak.

DEER BRUSH (Säckelblume) läßt die eigenen Motive und Ziele erkennen bei Konflikten zwischen Gefühl und Verstand; Ergänzung zur Bach-Blüte Cerato.

DILL hilft bei Überreizung der Sinne. Ich bevorzuge in diesem Fall Hornbeam.

DOGWOOD (Hartriegel) hilft bei tief verborgenen Traumen durch harte Lebensbedingungen in der Fohlenzeit oder Kindheit; eine wichtige Blüte bei Mißhandlungen und Mißbrauch. Ergänzungsblüte zu Star of Bethlehem.

FILAREE (Reiherschnabel) bringt Hilfe, wenn die Energie für Kleinigkeiten verschwendet wird. Ich verwende lieber die Bach-Blüte Crab Apple für den Detailkrämer.

FUCHSIA hilft die unterdrückten Gefühle zu leben und Kummer zuzulassen. Die Emotionen werden nicht mehr zensiert, Ergänzungsblüte zu Star of Bethlehem.

GARLIC (Knoblauch) bringt ängstlichen Pferden oder Menschen ein Gefühl der Ganzheit, das Kraft und aktiven Widerstand einschließt; gut zusammen mit der Bach-Blüte Crab Apple bei Infektanfälligkeit.

GOLDEN EAR DROPS (Herzglöckchen) erleichtert das Loslassen schmerzlicher, verdrängter Erlebnisse in der Fohlenzeit oder in der Kindheit. Ich verwende statt dessen lieber die Bach-Blüte Star of Bethlehem.

GOLDENROD (Kanadische Goldrute) hilft Pferd und Mensch, wenn sie durch unsoziales, pubertäres Verhalten auffallen, ihre Sensibilität zu erwecken. Eine gute Blüte für junge Pferde und Heranwachsende.

HOUND'S TONGUE (Hundszunge) verhilft eingefleischten Materialisten, die Erdschwere abzuwerfen und mehr Leichtigkeit im Dasein zu empfinden. Diese Blüte hilft bei Schwerfälligkeit im Denken wie in der Bewegung und ist vor allem bei nicht so blütigen Pferden eine große Hilfe.

INDIAN PAINTBRUSH (Kastilea) eröffnet erschöpften Pferden oder Menschen wieder den Zugang zu ihrer Vitalität und erschließt ihr kreatives Potential.

INDIAN PINK (Leimkraut) bringt innere Ruhe und Ausgeglichenheit inmitten von Lärm, Hektik und Streß. Eine gute Blüte für Pferde aus dem Leistungssport und Pferden, die in Großbetrieben untergebracht sind.

IRIS hilft wieder Zugang zur blockierten Kreativität und Ausdrucksfähigkeit zu finden. Die schönen Dinge im Leben können wieder wahrgenommen werden.

LARKSPUR (Rittersporn) macht Herrschernaturen sozialer und nachgiebiger, wahre Führungsqualitäten werden gefördert. Eine gute Ergänzung zur Bach-Blüte Vine.

LAVENDER (Lavendel) bringt, wie auch in der Pflanzenheilkunde, Entspannung und Ruhe. Diese Blüte lehrt Mäßigung und ist eine gute Ergänzung zu den Bach-Blüten Oak und Olive.

LOTUS hilft Menschen, die sich für spirituell korrekt halten, Toleranz zu entwickeln. Gute Meditationsblüte.

MADIA ist eine gute Lernhilfe bei Pferden und Menschen, die sich leicht ablenken lassen. Ich verwende lieber die Bach-Blüte Clematis.

MALLOW (Malve) hilft Mißtrauen zu überwinden und Freunde zu gewinnen. Einsamkeit ist ein selbstgewählter Zustand. Eine sehr gute Blüte, wenn ein Pferd in eine neue Herde kommt oder nach einem Umzug.

MANZANITA (Weiße Bärentraube) hilft ein positives Körpergefühl zu entwickeln und sich nicht mit zu strengen Gesundheitsvorstellungen zu kasteien. Eine gute Ergänzung zur Bach-Blüte Rock Water.

MARIPOSA LILY (Mormonentulpe) stärkt den Mutterinstinkt und das natürliche Band zwischen Mutter und Kind. Eine gute Blüte für Stuten, die ihr Fohlen nicht annehmen, und für Pferde, die als Fohlen nicht von ihrer Mutter angenommen oder viel zu früh abgesetzt wurden.

MORNING GLORY (Trichterwinde) hilft den Nachtaktiven, einem natürlichen Lebensrhythmus zu folgen. Bringt den Ruhelosen wieder Lebenskraft und Energie, die sich aus einem ausgewogenen Biorythmus speisen. Gute Blüte für Pferde in einem hektischen Großbetrieb, und als Ergänzungsblüte zu Oak.

MOUNTAIN PENNYROYAL (Indianernessel) hilft denjenigen, die sich durch negative Gedanken beeinflussen lassen, positive Gedankenmuster zu entwickeln. Eine gute Blüte, um ein negatives Selbstbild aufzulösen, und eine gute Ergänzung für die Bach-Blüte Larch.

MOUNTAIN PRIDE (Newberrys Bartfaden) bringt den Mut, sich Herausforderungen zu stellen und mit positiver Einstellung seine Ziele zu erreichen. Ich benutze statt dessen lieber die Bach-Blüte Larch.

MUGWORT (Beifuß) bringt bei irrationalem Verhalten Hilfe.
Menschen leiden unter Alpträumen. Eine gute Ergänzung zur Bach-Blüte Aspen.

MULLEIN (Königskerze) hilft, bei Unehrlichkeit und Selbstbetrug das Gewissen zu stärken.

NASTURTIUM (Kapuzinerkresse) bringt mit ihrer leuchtenden orangenen Farbe wieder Wärme und Licht in das Leben trockener Verstandesmenschen. Eine sehr gute Blüte, um wieder in Kontakt mit dem inneren Kind und dem Pendant beim Pferd, »dem inneren Fohlen«, zu kommen. Erweckt die ursprüngliche Lebenslust.

OREGON GRAPE (Mahonie) läßt furchtsame, mißtrauische Pferde und Menschen offener auf andere zugehen. Diese Blüte hilft wieder Vertrauen entstehen zu lassen. Eine gute Ergänzung zur Bach-Blüte Mimulus.

PENSTEMON (Davidsons Bartfaden) hilft Menschen, die sich als ewige Verlierer fühlen und sich selbst bemitleiden. Für Pferde mit chronisch schlechter Laune. Ich verwende statt dessen lieber die Bach-Blüte Willow.

PEPPERMINT (Pfefferminze) bringt Wachheit und geistige Beweglichkeit. Sehr gut bei Eßsucht, die zur Ermüdung führt, da viel Energie für die Verdauung aufgewendet werden muß. Das gilt auch für sehr gefräßige Pferde.

PINK YARROW (Rosa Schafgarbe) hilft Pferden und Menschen, die eine Schutzhaut zuwenig haben, sich besser gegen negative Einflüsse zu schützen. Eine gute Ergänzung zur Bach-Blüte Aspen.

POMEGRANATE (Granatapfel) unterstützt Frauen bei Konflikten mit der eigenen Weiblichkeit und läßt Männer ihre weiblichen Anteile entdecken.

QUAKING GRASS (Zittergras) hilft Pferden oder Menschen, ihren Platz in der Gruppe zu finden, ohne die eigene Identität zu verlieren.

QUINCE (Zierquitte) hilft Pferden und Menschen, die unter dem inneren Zwang leiden, immer stark sein zu müssen, weicher und nachgiebiger zu werden. Ich benutze statt dessen lieber die Bach-Blüte Vine.

RABBITBRUSH (Hasenbürste) hilft als Lernblüte dabei, sich auf ein Detail zu konzentrieren, ohne den Überblick zu verlieren. Eine gute Blüte für Pferde, wenn neue Lektionen in der Dressur eingeübt werden oder wenn das Pferd eingesprungen wird.

RED CLOVER (Rotklee) läßt Pferde und Menschen die Ruhe bewahren, inmitten von Panik und Hysterie. Ich benutze statt dessen lieber die Bach-Blüte Rock Rose.

SAGEBRUSH (Wermut) hilft alte, nutzlos gewordene Gewohnheiten loszulassen und zu einem der Gegenwart angemessenen Selbstbild zu kommen. Eine gute Ergänzung zu der Bach-Blüte Honeysuckle.

SAGUARO (Kandelaberkaktus) befreit Pferde und Menschen von dem Zwang, gegen alles, vor allem Autoritäten, zu rebellieren.

SAINT JOHN'S WORT (Johanniskraut) schützt hellhäutige Pferde und Menschen vor Hitze- und Lichteinfluß. Bei Sonnenallergie ist unbedingt an diese Blüte zu denken in Kombination mit der Bach-Blüte Beech.

SCARLET MONKEYFLOWER (Scharlachrote Gauklerblume) nimmt die Angst vor heftigen Gefühlen und hilft, Wut oder Zorn angemessen Ausdruck zu verleihen. Eine gute Ergänzung zu den Bach-Blüten Cherry Plum und Holly.

SCOTCH BROOM (Besenginster) hilft Pferden und Menschen, die unter Pessimismus und einer negativen Einstellung allen Dingen des Lebens gegenüber leiden. Ich benutze lieber die Bach-Blüte Gorse (Stechginster).

SELF-HEAL (Braunelle) stimuliert bei Pferden und Menschen die Selbstheilungskräfte. Menschen werden wieder in die Lage versetzt, die Verantwortung für die eigene Gesundung zu übernehmen. SELF-HEAL gibt es auch als Creme.

SHASTA DAISY (Margerite) ist eine sehr nützliche Blüte für Menschen, die schreiben, lehren oder forschen, und fördert das ganzheitliche Denken im Sinne von Synthese.

SHOOTING STAR (Götterblume) hilft Menschen, die sich auf der Erde fremd fühlen und ein übergroßes Interesse an Esoterik haben, wieder Kontakt zur Erde zu finden.

STAR THISTLE (Sonnwend-Flockenblume) nimmt denjenigen, die Mangel gelitten haben, das Gefühl, immer zu kurz zu kommen, und fördert die Fähigkeit zu teilen. Zusammen mit der Bach-Blüte Holly ist diese Blüte gut bei Futterneid.

STAR TULIP (Katzenohr) fördert die Sensibilität und hilft, die innere Stimme zu hören. Eine gute Ergänzung zur Bach-Blüte Cerato.

STICKY MONKEYFLOWER (Klebrige Gauklerblume) hilft bei einer Traumatisierung durch ein gewaltsames sexuelles Erlebnis.

SUNFLOWER (Sonnenblume) steht in Beziehung zu dem männlichen Prinzip. Konfliktreiche Vater-Sohn- oder Vater-Tochter-Beziehungen können harmonisiert werden.

SWEET PEA (Platterbse) hilft dem ewig auf der Wanderschaft Befindlichen, eine Heimat zu finden. Eine sehr gute Blüte für Pferde, die häufig den Besitzer gewechselt haben.

TANSY (Rainfarn) hilft trägen, lethargischen Pferden und Menschen, in Bewegung zu kommen. Eine sehr gute Ergänzung zu der Bach-Blüte Hornbeam.

TIGER LILY (Lilie) hilft bei übergroßem Egoismus und Ehrgeiz, die aggressive Energie umzuwandeln in Energie, die die Kooperation fördert. Ich benutze statt dessen lieber die Bach-Blüte Vine.

TRILLIUM (Dreiblatt) hilft dominanten und tyrannischen Pferden und Menschen, die eigenen Machtinteressen zurückzustellen und sich wieder in die Gemeinschaft zu integrieren. Eine gute Ergänzungsblüte zur Bach-Blüte Vine.

TRUMPET VINE (Trompetenblume) unterstützt den Selbstausdruck, vor allem in der Sprache. Sprachstörungen, wie zu Beispiel Stottern, können zusammen mit der Bach-Blüte Chestnut Bud positiv beeinflußt werden. Zudem ergänzt sich diese Blüte gut mit der Bach-Blüte Larch.

VIOLET (Veilchen) hilft sensiblen Pferden und Menschen, die in der Gruppe zurückhaltend und scheu sind, weil sie fürchten, ihre Individualität zu verlieren. Deshalb stehen sie oft ein wenig abseits und machen einen etwas verlorenen Eindruck. Eine gute Ergänzungsblüte zur Bach-Blüte Centaury.

YARROW (Schafgarbe) schützt vor negativen Einflüssen aus der unmittelbaren Umgebung. Diese Blüte hat eine gute Wirkung auf die Aura und ist eine Ergänzungsblüte zur Bach-Blüte Aspen.

YERBA SANTA (Heiliges Kraut) hilft Trauer und tief verdrängte Gefühle zu erleben und loszulassen. Die Pferde leiden unter einer sehr flachen Atmung, die Menschen unter einem Gefühl der Enge in der Brust. Das heilige Kraut bringt die Emotionen wieder in Fluß und ist eine gute Ergänzungsblüte zu den Bach-Blüten Honeysuckle und Star of Bethlehem.

ZINNIA (Zinnie) lehrt ernste Menschen wieder Lachen, Leichtigkeit und Spontaneität. Ältere Pferde entdecken das Spiel erneut für sich. Zinnia hilft den Zugang zum inneren Kind oder dem »inneren Fohlen« zu finden. Diese Blüte ist eine gute Ergänzung zu den Bach-Blüten Oak und Rock Water.

Perelandra Essenzen

Perelandra ist ein Naturforschungszentrum. Es besteht aus zehn Hektar überwiegend bewaldeten Landes in den Vorbergen der Blue Ridge Mountains im US-Bundesstaat Virginia. Seit 1976 arbeitet Machaelle Small Wright an einer Gartenlandschaft, in der die Prinzipien der Energiebalance gelten. Insekten werden nicht vertrieben. Der Garten ist in einem harmonischen Gleichgewicht. Machaelle Small Wright empfiehlt, die Essenzen kinesiologisch auszutesten.
Ich habe die Erfahrung gemacht, daß die 18 Perelandra Gartenessenzen eine sehr gute Wirkung bei Tieren und kleinen Kindern entfalten.

BROCCOLI gibt Kraft, wenn die Körper-Seele-Einheit in Zeiten von tiefem emotionalem Streß gestört ist.

CAULIFLOWER (Blumenkohl) ist eine ganz ausgezeichnete Geburts-Essenz und kräftigt das Fohlen oder das Kind während der Geburt.

CELERY (Sellerie) unterstützt das Immunsystem, wenn es bei langwierigen Krankheiten, die durch Bakterien, Viren oder Pilze verursacht sind, überfordert ist. Gut in Kombination mit der Bach-Blüte Crab Apple.

CHIVES (Schnittlauch) stellt die Kraft wieder her, die dem Individuum zur Verfügung steht, wenn seine innere männlich-weibliche Dynamik ausgeglichen ist.

COMFREY (Beinwell) behebt Seelenschäden auf höheren Schwingungsebenen.

CORN (Mais) hilft Erfahrungen zu verstehen und in nützliches Handeln umzusetzen.

CUCUMBER (Gurke) hilft, in einem depressiven Zustand zu einer positiven Verbindung mit dem Leben zurückzufinden. Gut in Kombination mit den Bach-Blüten Gentian und Gorse.

DILL hilft jenen, die ihre persönliche Macht an andere abgegeben haben, sich aus ihrer Opferrolle zu befreien.

NASTURTIUM (Kapuzinerkresse) bringt dem Kopfarbeiter vitale Lebensenergie. Gut in Kombination mit der Bach-Blüte Hornbeam.

OKRA hilft, das Positive im Leben zu sehen. Gut in Kombination mit Gentian.

SALVIA (Salbei) bringt emotionelle Stabilität in Zeiten starker Belastung.

SNAP PEA (Zuckererbse) hilft Kindern, die häufig Alpträume haben, weil sie kein alternatives Muster entwickelt haben, um mit Angst oder Streß umzugehen.

SUMMER SQUASH (Sommerkürbis) gibt innere Ruhe und Mut zur Alltagsbewältigung. Sehr hilfreich bei Phobien. Gut in Kombination mit der Bach-Blüte Mimulus.

SWEET BELL PEPPER (Süßer Paprika) stellt das innere Gleichgewicht von Pferden und Menschen wieder her, die in einer belastenden Umgebung leben.

TOMATO hilft, wenn sich Infektionen oder Krankheiten im Körper eingenistet haben. Die Essenz ist besonders nützlich, wenn das Hormonsystem betroffen ist.

YELLOW YARROW (Gelbe Schafgarbe) schützt in Phasen emotionaler Verletzlichkeit und führt in einen Zustand der Sanftheit zurück.

ZINNIA hilft mit dem »inneren Fohlen«, dem inneren Kind, Kontakt aufzunehmen und wieder Freude in das Leben einkehren zu lassen. Ein gesundes Gespür für Prioritäten entwickelt sich, und unwichtige Dinge können losgelassen werden.

ZUCCHINI ist besonders hilfreich während der Genesung nach Krankheiten, Operationen oder schweren Geburten, wenn der Körper sich bemüht, die physische Vitalität wiederherzustellen.

Literaturnachweis

Bach, Edward: Blumen, die durch die Seele heilen, Heyne Verlag, München 2002

Bach, Edward: Gesammelte Werke, Aquamarin Verlag, Grafing 1994

Barnard, Julian und Martin: Das Bach-Blüten Wunder, Heyne Verlag, München 1993

Barnard, Julian: Blüten für die Seele, Integral Verlag, Wessobrunn 1990

Chancellor, Philip: Das große Handbuch der Bach-Blüten, Moewig Verlag, Rastatt 1996

Cochrane und Harvey: Die Enzyklopädie der Blütenessenzen, Aquamarin Verlag, Grafing 1996

Krämer, Dietmar: Neue Therapien mit Bach-Blüten 1-3, Ansata Verlag, CH-Interlaken 1993

Krämer, Dietmar: Esoterische Therapien 1, Ansata Verlag, CH-Interlaken 1993

Scheffer, Mechthild: Die Original Bach-Blütentherapie. Das gesamte theoretische und praktische Bach-Blütenwissen, Hugendubel Verlag, München 1999

Scheffer, Mechthild: Der Original Bach-Blüten Check-up, Kartenset, Hugendubel Verlag, München 2003

Small Wright, Machaelle: Die Perelandra-Blütenessenzen, Knaur Verlag, München 1990

Zum Weiterlesen

Rakow, Dr. Michael: **Die homöopathische Stallapotheke;** KOSMOS 1999, 2002
Wirkung und Anwendung, Möglichkeiten und Anwendungsbereiche, Therapie der häufigsten Krankheiten von A bis Z.

McEwen, John: **Das Kosmos Buch Pferdekrankheiten**; Probleme erkennen und einschätzen, Diagnose unter Behandlung, Gesundheitsvorsorge, KOSMOS 2006
Dieser Ratgeber ist auf dem neuesten Stand der Pferdemedizin und gibt kompetente Antwort auf alle Fragen der Pferdegesundheit. Zahlreiche Infokästen ermöglichen einen schnellen Überblick zu Diagnose, Behandlungsmethoden und möglicherweise anfallenden Tierarztkosten.

Lind, C./Müller, K.: **Wie Pferde ihre Menschen spiegeln**; KOSMOS 2005
Wie Hund und Herrchen werden auch Pferde und ihre Besitzer sich im Laufe der Jahre immer ähnlicher. Wie Pferde ihre Verhaltensweisen, Gefühle und sogar Krankheiten ihrer Besitzer übernehmen, zeigt dieses Buch auf eindrucksvolle Weise.

Rashid, Mark: **Der auf die Pferde hört**; Erfahrungen eines Horseman aus Colorado, KOSMOS 1999, 2006
Mark Rashid ist einer der besten und erfahrensten Pferdeausbilder Nordamerikas. Sensibel, humorvoll und mit überraschenden Einsichten schildert Mark Rashid in vielen Erlebnissen und Fallbeispielen seinen ganz persönlichen Weg mit seinen Lehrmeistern, den Pferden.

Resnick, Carolyn: **Tochter der Mustangs**; Mein Leben unter Wildpferden, KOSMOS 2007
Bewegende Erlebnisse einer Frau, die das Vertrauen einer Wildpferdeherde erlangt. Dieses Buch stillt die Sehnsucht nach tiefer Verbundenheit mit den Pferden und zeigt einen Weg, sich partnerschaftlich mit ihnen auszutauschen.

Savoie, Jane: **Positiv denken – Erfolgreich reiten**; Mit Mentaltraining zum persönlichen Sieg, KOSMOS 2006
Drill und Anstrengung beim Reiten? Die moderne Sportpsychologie setzt auf

mentales Training und Visualisierung, um die reiterlichen Herausforderungen zu meistern. Das Praxisbuch erklärt Schritt für Schritt, wie diese alternativen Methoden zum schnellen Erfolg führen.

Simonds, M. A./ Dr. med. vet. Meyer, D.: **Stress bei Pferden**; erkennen und behandeln, KOSMOS 2007
Jedes Pferd hat Stress. Dieses Buch hilft Pferdebesitzern, die Gefühle und Bedürfnisse ihrer Pferde zu erkennen und Stress z. B. beim Verladen, beim Wettkampf und bei der Haltung zu reduzieren.

Wittek, Cornelia: **Von Apfelessig bis Teebaumöl**; KOSMOS 1999, 2005
Hausmittel und Naturheilkräfte für Pferde. Die sanften Helfer aus der Natur erfolgreich angewandt. Übersichtlich gestaltet, informativ, mit Tipps vom Tierarzt abgerundet.

Nützliche Adressen

IINSTITUT FÜR BACH-BLÜTENTHERAPIE
FORSCHUNG UND LEHRE
MECHTHILD SCHEFFER IMS
Eppendorfer Landstr. 32
20249 Hamburg
Telefon: +49 (0)40 43257710
Telefax: +49 (0)40 435253
E-Mail: info@bach-bluetentherapie.de

Seminarorganisation Österreich
Institut für Bach-Blütentherapie
Forschung und Lehre

Mechthild Scheffer IMS
Pfeilgasse 29
1080 Wien
Telefon: +43 (0)1 53386400
Telefax:+43 (0)1 533864015
E-Mail: bach-bluetentherapie@aon.at

Seminarorganisation Schweiz
Jacqueline Eggenschwiler-Ritter
Fluhstrasse 29
4244 Röschenz
Telefon: +41 (0)61 7630993
Fax: +41 (0)61 7630948
E-Mail: jeggenschwiler@freesurf.ch
Website: www.bach-bluetentherapie.com

Bezugsquellen für die original englischen Bach-Blüten sind in Deutschland, Österreich und der Schweiz die Apotheken, in der Schweiz sind sie auch über Drogerien zu erhalten.

Flower Essence Society
PO Box 459
Nevada City
CA 95959
USA

Perelandra
PO Box 3603
Warrenton
VA 22186
USA

Register

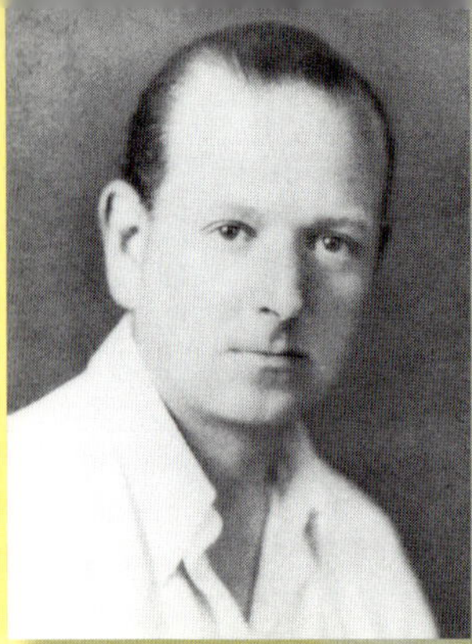

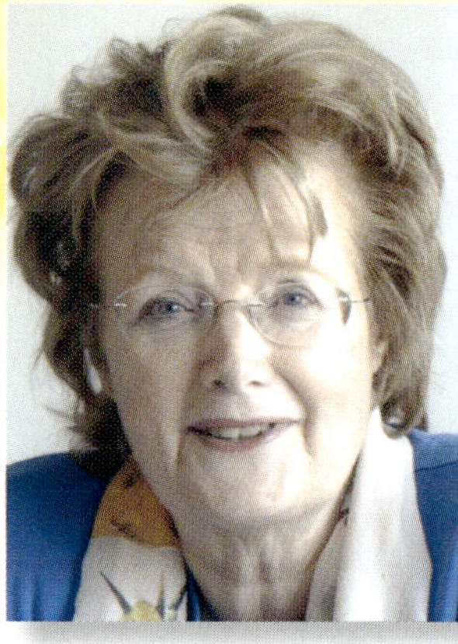